Aarti Yashwant Patil
Ruhee Chawla
Alka Waghmare

Descodificar a vida: Avanço da Investigação Periodontal através de Multi-Ómicas

Aarti Yashwant Patil
Ruhee Chawla
Alka Waghmare

Descodificar a vida: Avanço da Investigação Periodontal através de Multi-Ómicas

ScienciaScripts

Imprint
Any brand names and product names mentioned in this book are subject to trademark, brand or patent protection and are trademarks or registered trademarks of their respective holders. The use of brand names, product names, common names, trade names, product descriptions etc. even without a particular marking in this work is in no way to be construed to mean that such names may be regarded as unrestricted in respect of trademark and brand protection legislation and could thus be used by anyone.

Cover image: www.ingimage.com

This book is a translation from the original published under ISBN 978-620-7-99499-1.

Publisher:
Sciencia Scripts
is a trademark of
Dodo Books Indian Ocean Ltd. and OmniScriptum S.R.L publishing group

120 High Road, East Finchley, London, N2 9ED, United Kingdom
Str. Armeneasca 28/1, office 1, Chisinau MD-2012, Republic of Moldova, Europe
Printed at: see last page
ISBN: 978-620-8-09189-7

1. Dr. Aarti Patil - Capítulo 3 (Genómica) e Capítulo 5 (Proteómica)
2. Dr. Ruhee Chawla - Capítulo 4 (Transcriptómica) e Capítulo 7 (Outras ómicas)
3. Dr. Alka Waghmare - Capítulo 6 (Metabolómica)

ÍNDICE

INTRODUÇÃO

À medida que a humanidade progride, novas invenções abrem caminho para compreender a natureza do funcionamento exato do nosso corpo humano, apesar das suas caraterísticas complicadas. Os avanços da ciência e da biotecnologia facilitam a compreensão de muitas questões biológicas importantes relacionadas com a informação genética da pessoa e com a forma como a genética afecta a resposta de uma pessoa às alterações celulares

O "OMICS" tem como objetivo principal a deteção universal do padrão de comportamento das células, dos tecidos e dos órgãos a nível molecular, permitindo assim compreender melhor a etiologia de várias doenças humanas.

A integração multiómica tornou-se uma tendência predominante para construir uma relação causal abrangente entre as assinaturas moleculares e as manifestações fenotípicas de uma determinada doença. Os cinco principais ramos da Omics são a Genómica {genes} Transcriptómica {mRNA}, proteínas {Proteómica} e metabolitos {Metabolómica}. Para além destas grandes ómicas, existe também um outro aspeto das ómicas a nível epigenético, conhecido como "epigenómica"

Assim, este campo em rápido crescimento da ómica permitiu-nos descobrir o intrincado mecanismo molecular subjacente a diferentes manifestações fenotípicas de caraterísticas desordenadas de uma forma esmagadora e sistemática com uma elevada precisão.

As definições relacionadas com as ómicas são da maior importância para compreender a lógica subjacente a cada função.

BIOLOGIA **SISTÉMICA** - Investigação biológica centrada no estudo sistemático de interações complexas em sistemas biológicos utilizando modelos de integração. O objetivo final é compreender sistemas inteiros, por exemplo, vias celulares complexas, estudando o efeito de factores externos alterados no genoma, transcriptoma, proteoma e metaboloma simultaneamente.

POLIMORFISMO - Variações no ADN num local específico

ESPECTROMETRIA DE MASSA - Uma técnica analítica que mede a razão massa/carga (m/z) de partículas carregadas.[1]

Os dados ómicos podem ser utilizados para as seguintes abordagens

Determinar marcadores para a progressão da doença

Diferenciar as vias biológicas

Maior compreensão do fluxo de informação

Prática de "Medicina de Precisão

Os vários outros ómicos, para além dos quatro principais, são

1. lipidómica
2. glicómica
3. farmacogenómica
4. toxicogenómica
5. psicogenómica
6. Conectómica
7. Foodomics
8. Nutrigenómica
9. Redoxómica[2]

Classificamos as tecnologias ómicas em duas categorias, ou seja, baseadas na tecnologia e no conhecimento. As ómicas de base tecnológica baseiam-se em tecnologias desenvolvidas para compreender o "dogma central", que pode ainda ser dividido em três grupos, a saber as "quatro grandes ómicas" (genómica, transcriptómica, proteómica e metabolómica), a epiómica (epigenómica, epitranscriptómica e epiproteómica) e a sua interação (interação ADN-ARN, interação ARN-ARN, interação ADN-proteína, interação ARN-proteína, interação proteína-proteína e interação proteína-metabolito)

As ómicas baseadas no conhecimento são desenvolvidas para compreender um determinado domínio do conhecimento de forma sistemática através da integração de múltiplas informações ómicas.

Exemplos desta categoria incluem a imunómica, a microbiómica e outras.[3]

Cada ómica tem a sua própria definição para uma melhor compreensão. Seguem-se as definições dos quatro principais factores ómicos

1. **Genómica -** Estudo da estrutura, função e expressão de todos os genes de um organismo.
2. **Transcriptómica -** O estudo do ARNm numa célula ou organismo.
3. **Proteómica -** O estudo em grande escala das proteínas, incluindo a sua estrutura e função, numa célula/sistema/organismo. Um nome cunhado como analogia com o genoma.
4. **Metabolómica -** Estudo dos perfis globais de metabolitos num sistema (célula, tecido ou organismo) sob um determinado conjunto de condições.

O conhecimento cada vez maior sobre a ómica celular ajudou-nos a transferir a nossa compreensão sobre o funcionamento da maquinaria celular e sobre a sua complexidade. Assim, a ómica não só ajuda a compreender o processo fisiológico normal dos seres humanos, mas também a progressão das doenças e a sua etiologia.[1]

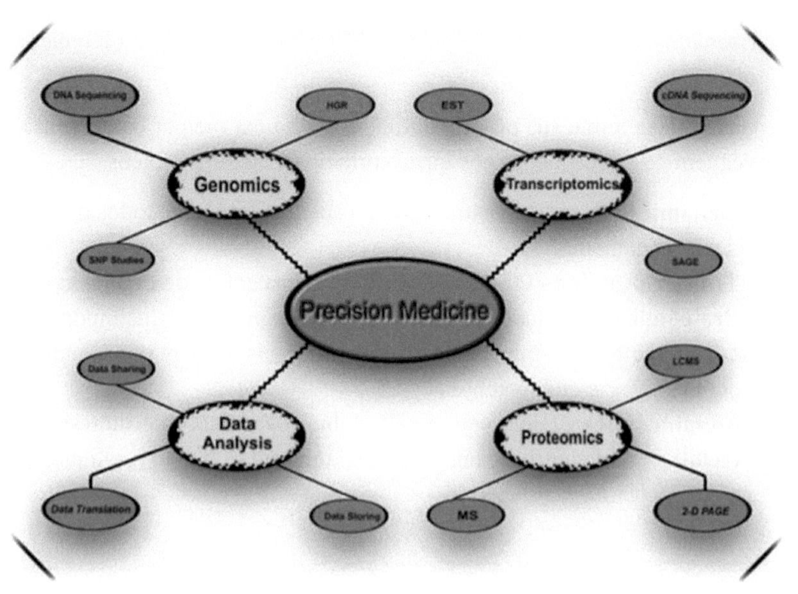
DNA Sequencing
HGR
EST
cDNA Sequencing
Genomics
Transcriptomics
SNP Studies
SAGE
Precision Medicine
Data Sharing
LCMS
Data
Analysis
Proteomics
Data Translation
Data Storing
MS
2-D PAGE

MULTIÓMICA EM PERIODONTOLOGIA

A periodontite é uma doença inflamatória crónica não transmissível caracterizada pela destruição progressiva e irreversível do periodonto. A periodontite é uma doença de longa duração com uma elevada prevalência em todo o mundo, sendo a forma mais prevalente de patologia osteolítica nos seres humanos. A etiologia da periodontite reside no desafio constante do biofilme disbiótico aderido ao dente na fenda subgengival, que leva a uma resposta imunitária desregulada do hospedeiro responsável pelo fenótipo clínico da doença.[4]

As comunidades de biofilme microbiano são os agentes etiológicos da maioria das doenças orais. Estas comunidades de biofilme são de natureza polimicrobiana, com interações complexas entre espécies que determinam a distribuição espacial e o comportamento das espécies, incluindo a virulência. Exemplos bem estudados de interações interespécies com implicações para a arquitetura e composição do biofilme incluem a adesão interespécies, interações metabólicas, sinalização interespécies, competição por recursos, bem como a produção de compostos antimicrobianos para a morte selectiva de outros membros da comunidade.

Os avanços tecnológicos, especialmente nas áreas da sequenciação do ADN, criaram uma grande quantidade de informações sobre a composição taxonómica dos biofilmes associados à saúde e à doença, o seu potencial funcional genómico e a forma como estas caraterísticas se alteram durante a transição da saúde para a doença e vice-versa. Embora as tecnologias actuais não possam ainda revelar as respostas transcricionais, translacionais ou metabólicas de espécies individuais durante a sua interação com outros membros da comunidade no complexo ambiente do biofilme, as abordagens ómicas revelaram informações importantes sobre as respostas celulares de espécies distintas na presença de parceiros microbianos relevantes.[5]

A biologia molecular tinha uma abordagem reducionista para a compreensão dos sistemas biológicos, decompondo um problema complexo nas suas partes constituintes para as resolver individualmente. Desde a sequenciação completa dos primeiros genomas virais e, sobretudo, desde a sequenciação do primeiro genoma bacteriano completo, o aparecimento da genómica ofereceu um novo paradigma de investigação centrado na análise de uma grande quantidade, ou mesmo da totalidade, dos genes de um organismo.

Mais tarde, o termo "-ómica" foi implementado como um neologismo relacionado com o estudo de diferentes componentes celulares. Como campo multidisciplinar, as disciplinas "-ómicas" compreendem um conjunto de técnicas e tecnologias que envolvem a análise de componentes biológicos como os ácidos nucleicos, assinaturas epigenéticas, proteínas ou metabolitos (entre outros componentes), de uma forma de elevado rendimento e não direcionada, permitindo a análise simultânea de múltiplos componentes moleculares em resposta a estímulos ambientais num determinado momento.[4]

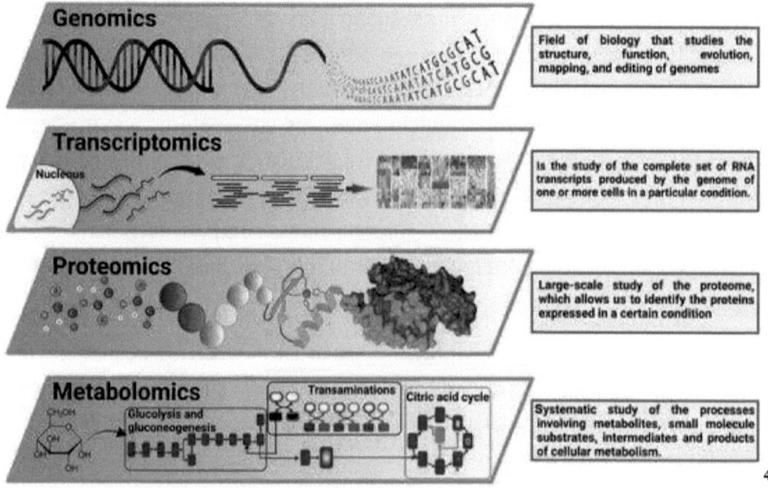

[4]

Os dados multiómicos abrangem amplamente os dados gerados a partir do genoma, do proteoma, do transcriptoma, do metaboloma e do epigenoma. O espetro das ómicas pode ainda ser alargado a outros dados biológicos, como o lipidoma, o fosfoproteoma e o glicoproteoma. Os dados multiómicos gerados para o mesmo conjunto de amostras podem fornecer informações úteis sobre o fluxo de informação biológica a vários níveis e, por conseguinte, ajudar a desvendar os mecanismos subjacentes à condição biológica em causa.[6]

Atualmente, as técnicas de sequenciação do genoma completo, metagenómica, metatranscriptómica, proteómica e metabolómica tornaram-se estratégias essenciais para elucidar e compreender diversos aspectos do comportamento e da atividade dos microrganismos.

A informação complementar proveniente das diferentes tecnologias ómicas tem de ser coordenada e integrada, e estão a ser desenvolvidas várias estratégias noutras áreas de investigação. Este continua a ser um grande desafio para o domínio periodontal e continua a ser necessária uma compreensão fundamental dos mecanismos que ocorrem para que os dados possam ser adequadamente modelizados.

A utilização de abordagens holísticas terá a vantagem de abordar as qualidades sinérgicas de múltiplos desafios bacterianos e de múltiplos tipos de células presentes na lesão doente. O desafio bacteriano, em particular, não deve ser negligenciado, com a presença de tantas bactérias ditas não cultiváveis. As estratégias do microbioma para estudar os milhares de bactérias presentes irão unir-se às tecnologias ómicas.

A interação entre os factores genéticos do hospedeiro, como os SNP, e o microbioma oral é também conhecida como infectogenómica.

O tratamento e a prevenção da periodontite é um problema ecológico complexo que depende da supressão ou eliminação de agentes patogénicos e da recolonização da cavidade oral com espécies compatíveis com a saúde periodontal. Uma vez que foram identificados novos agentes patogénicos e espécies benéficas nestes estudos, futuros ensaios clínicos aleatórios poderão monitorizar estas espécies/géneros de uma forma mais abrangente.[7]

A interação entre o hospedeiro e o microbioma oral pode ser a nossa melhor oportunidade para implementar tratamentos periodontais personalizados. Os protocolos terapêuticos que visam determinados produtos proteicos bacterianos em indivíduos com perfis genéticos específicos, por exemplo, podem ser a visão futurista da terapia periodontal melhorada[8]

GENÓMICA

O termo genómica teve uma estreia ousada num editorial de Victor McKusick e Frank Ruddle (1987), publicado no primeiro número da revista homónima Genomics.[9]
A genómica é o estudo sistemático do genoma de um indivíduo. O ADN total de uma célula ou de um organismo é designado por genoma. O genoma total é constituído por 3 mil milhões de pares de nucleótidos com 30 000-40 000 genes codificantes.[1]
A diferença entre genes e genética-

Gene - É a unidade física e funcional básica da hereditariedade

Genética - Estudo da hereditariedade, ou seja, da forma como as caraterísticas dos organismos vivos são transmitidas de uma geração para a seguinte através do ADN, a substância
que compreende os genes, a unidade básica da hereditariedade.[2]

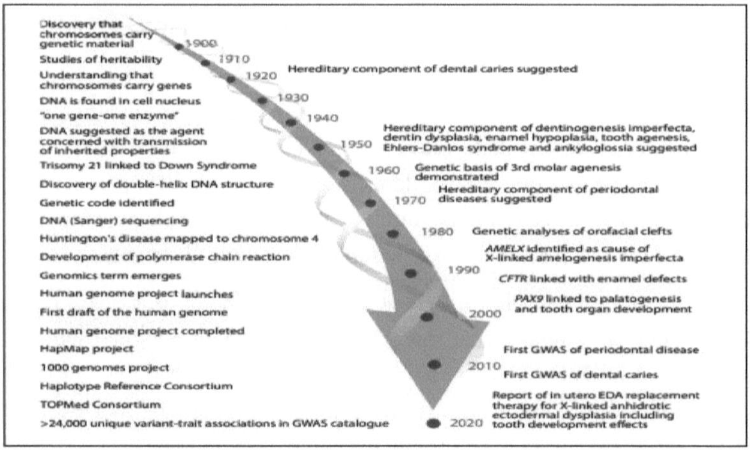

TIPOS DE GENÓMICA

Genómica cognitiva: Estudo das alterações dos processos cognitivos associadas aos perfis genéticos.

Genómica comparativa: Estudo da relação entre a estrutura e a função do genoma em diferentes espécies ou estirpes biológicas.

Genómica funcional: Descreve as funções e interações entre genes e proteínas (utiliza frequentemente a transcriptómica).

Metagenómica: Estudo de metagenomas, ou seja, material genético recuperado diretamente de amostras ambientais.

Neurogenómica: Estudo das influências genéticas no desenvolvimento e na função do sistema nervoso.

Pan-genómica: Estudo de todo o conjunto de genes ou genomas existentes numa determinada espécie.

Genómica pessoal: Ramo da genómica que se ocupa da sequenciação e análise do genoma dos indivíduos.[2]

.

ANÁLISE DA GENÓMICA

A genética e o material genético podem ser identificados e avaliados com a ajuda da sequenciação do ADN.

A sequência de ADN pode ser analisada através de várias tecnologias de microarranjos de ADN. Estas podem revelar anomalias nos cromossomas, como inserções e deleções. O polimorfismo de nucleótido único (Single Nucleotide Polymorphism {SNP's}) é a variação mais comum em que um nucleótido é substituído por outro.
A tecnologia de microarranjos de ADN foi descrita pela primeira vez por Schena et al.
Existem principalmente dois tipos

Matriz de 2 canais
Matriz de 1 canal[3]

O microarray de ADN (também vulgarmente conhecido como chip de ADN ou biochip) é uma coleção de pontos microscópicos de ADN fixados a uma superfície sólida. Os cientistas utilizam microarrays de ADN para medir os níveis de expressão de um grande número de genes em simultâneo ou para genotipar múltiplas regiões de um genoma. O transcriptoma de uma célula é o conjunto de moléculas de ARN que contém; o proteoma são as suas proteínas. Os padrões de expressão podem ajudar a identificar genes que estão na base de doenças. Algumas doenças, como a fibrose cística, resultam de mutações num único gene. Para estas, o isolamento de uma região através de mapeamento genético pode ajudar a identificar a lesão. Outras doenças, como a asma, dependem de interações entre muitos genes e da interação com muitos factores ambientais. A compreensão da etiologia das doenças multifactoriais exige a capacidade de determinar e analisar os padrões de expressão de muitos genes, que podem estar distribuídos por diferentes cromossomas. Exemplos de aplicações de microarrays de ADN:

- Comparação de espécies relacionadas.
- Diagnóstico de doenças genéticas.
- Diagnóstico exato da doença. Os diferentes tipos de leucemia relacionados podem ser distinguidos por padrões de assinatura de expressão genética. O conhecimento do tipo exato da doença é importante para o prognóstico e para a seleção do tratamento ideal.
- Seleção de medicamentos e seleção de alvos para a conceção de medicamentos.
- Determinação da função do gene.[3]

AVANÇOS NA GENÓMICA E NA MEDICINA DENTÁRIA

Houve grandes avanços e relatórios iniciais sobre a natureza hereditária das caraterísticas orais e craniofaciais, paralelamente a outras condições e caraterísticas sistémicas. Carl Witkop, que mais tarde editou o livro Genetics and Dental Health, apresentou uma visão geral das doenças hereditárias dentárias, incluindo dentinogénese imperfeita, displasia dentinária, hipoplasia do esmalte, agenesia dentária, Ehlers Danlos, anquiloglossia e cárie dentária (Witkop 1958).

Garn et al. (1963) relataram a base genética da agenesia dos terceiros molares e a redução do tamanho dos dentes remanescentes a ela associada, enquanto Goodman (1965) discutiu a contribuição genética do desenvolvimento dentofacial em geral. Gorlin et al. (1967) realizaram uma revisão da literatura e concluíram que, embora uma contribuição genética para a doença periodontal seja plausível e provável, não foi possível confirmá-la com base nos dados disponíveis e na complexidade inerente e na etiologia multifatorial da doença. Lagerström et al. (1991) identificaram uma deleção no gene da amelogenina como a causa da amelogénese imperfeita ligada ao X. Wright et al. (1996) relataram que a mutação causadora da fibrose quística CFTR também causava defeitos no esmalte. Em 1997, Kornman e colegas relataram uma associação entre um genótipo da interleucina 1 beta e a doença periodontal.[9]

GENÓMICA E DOENÇAS PERIODONTAIS

A. Genómica e periodontite agressiva

A periodontite agressiva é caracterizada por uma destruição periodontal rápida e grave em indivíduos jovens sistemicamente saudáveis e pode ser subdividida em formas localizadas e generalizadas de acordo com a extensão da destruição periodontal
O estudo de associação de todo o genoma da periodontite agressiva realizado por Schaefer et al marcou a entrada do campo na era do genoma. Nesse estudo, os investigadores descobriram e subsequentemente replicaram a associação do rs1537415, localizado no gene da glicosiltransferase (GLT6D1), com a periodontite agressiva.
Um bom exemplo é o SIGLEC5 (rs12461706), que foi registado num estudo recente sobre periodontite agressiva e foi o único locus que cumpriu os critérios de significância estatística a nível do genoma. Um estudo de associação caso-controlo de todo o genoma sugeriu um papel para o *GLT6D1* na periodontite agressiva em alemães.

Os presentes estudos genéticos fornecem evidências de que o gene *FAM5C* contribui para a periodontite agressiva. Os alelos *FAM5C* estão também implicados no risco de enfarte do miocárdio. Os polimorfismos da defensina alfa 1 e alfa 3 (DEFA1A3) (rs2978951 e rs2738058) foram relatados tanto por um estudo recente sobre periodontite agressiva como por um estudo anterior sobre periodontite crónica.

B. Genómica e Periodontite Crónica

Sanders et al relataram uma associação significativa de um polimorfismo relativamente raro do ARN não codificante TSNAX-DISC1 (rs149133391) com a periodontite crónica entre hispânicos/latinos e, subsequentemente, replicaram-no numa amostra independente de afro-americanos.

Uma meta-análise de um grande consórcio sobre periodontite crónica que combinou dados clínicos e auto-relatados 1 Num estudo coreano recente, Hong et al

relataram que a TENM2 (ODZ2) está putativamente associada à periodontite crónica. As variações genéticas de IL1A e IL1B contribuíram significativamente para a periodontite crónica em caucasianos.

Laine et al. (2012) foram um pouco mais relutantes na sua recente revisão narrativa e concluíram que os polimorfismos nos genes IL1B, IL1RN, IL6, IL10, VDR, CD14, TLR4 e MMP1 podem estar associados à suscetibilidade da periodontite crónica.

Apesar de não terem sido encontrados SNPs únicos com associações significativas ao nível do genoma nesta população caucasiana geral, a hereditariedade pode ser explicada pelos efeitos cumulativos de alelos de risco comuns com MAF > 1%, cada um dos quais associado a efeitos prejudiciais fracos.

A preponderância dos neurotransmissores e das vias de sinalização do sistema nervoso entre os que estão significativamente associados aos nossos dados ecoa os relatos que enfatizam o papel do sistema nervoso na fisiopatologia da inflamação periférica e sugerem um componente inflamatório neurogénico para a periodontite. De facto, um estudo recente encontrou diferenças nos níveis de NPY no fluido crevicular gengival entre locais saudáveis e locais afectados pela periodontite. A PC é uma doença complexa e poligénica, em que é provável que múltiplos genes confiram risco ou proteção, influenciando a resposta inflamatória do hospedeiro e a composição qualitativa e quantitativa do microbioma oral. É de salientar que dois dos seis loci prioritários (*NPY* e *NCR2*) mostraram estimativas de efeito concordantes para todas as caraterísticas examinadas de "elevada colonização por agentes patogénicos periodontais" num GWAS anterior, uma observação que é paralela à mudança microbiana oral patogénica que é caraterística da periodontite

Outras investigações notáveis utilizaram matrizes de genotipagem com conteúdo de exoma, sequenciação de todo o exoma, perfis de expressão de ARN/multiómica e várias abordagens de classificação bioinformática e de aprendizagem automática post hoc para estudar a base molecular e genómica da periodontite. O estudo da expressão dos genes e outras abordagens mais funcionais (por oposição aos estudos de associação genética) é um complemento fundamental dos estudos de associação de todo o genoma.

Isto foi de certa forma ultrapassado com a criação do consórcio Gene-Lifestyle Interactions and Dental Endpoints e com um relatório recente de estudos de associação do genoma da periodontite e da cárie dentária em mais de meio milhão de indivíduos. No entanto, talvez a maior limitação no estudo desta doença seja a variação substancial dos fenótipos clínicos periodontais e das definições de caso de periodontite nos relatórios publicados sobre a genómica da periodontite.[10]

TRANSCRIPTÓMICA

O transcriptoma refere-se a todas as transcrições de ARN numa célula ou tecido.

A transcriptómica inclui a era pós-transcricional; assim, as alterações que não podem ser detectadas ao nível da genómica podem ser reveladas ao nível da transcriptómica.

O principal objetivo da transcriptómica é descobrir de que forma as transcrições de uma célula, tecido ou organismo vivo são influenciadas por uma doença ou por factores ambientais (como medicamentos, hormonas, etc.).

O ARN não codificante é outro aspeto muito importante da transcriptómica. Estes elementos funcionais desempenham um papel importante na ocorrência de uma variedade de doenças e na sua resposta ao tratamento.

O conteúdo informativo de um organismo é registado no ADN do seu genoma e expresso através da transcrição. Aqui, o ARNm serve como molécula intermediária transitória na rede de informação, enquanto os ARN não codificantes desempenham funções adicionais diversas. O transcriptoma capta um instantâneo no tempo do total de transcrições presentes numa célula. Uma das principais razões para o estudo do transcriptoma é o facto de a maioria dos genes humanos sofrer um processo designado por splicing alternativo. Por outro lado, apenas os exões são traduzidos em produtos proteicos, enquanto os intrões são removidos após a transcrição. O processo através do qual os intrões removidos de um ARNm e os exões são novamente ligados é designado por splicing. O splicing alternativo é um tipo particular de splicing em que podem ocorrer dois ou mais rearranjos (remoção de intrões e reconexão de exões) num ARNm em tecidos diferentes ou em fases diferentes do crescimento celular (tecido), pelo que podem ser produzidas várias proteínas a partir de um ARNm sem quaisquer alterações no gene relacionado. A ocorrência de erros a este nível pode levar a muitas doenças, como a β^{+} -talassemia (uma doença caracterizada por níveis reduzidos da proteína β-globina e anemia), a distrofia muscular de Duchenne (mutações no local de splice do gene da distrofina e perda da função da proteína distrofina).[11]

ANÁLISE DE TRANSCRIPTÓMICA

Existem diferentes métodos para a análise do transcriptoma, consoante o exame seja efectuado num único gene (ou num pequeno número de genes) ou em todas as transcrições de uma célula, tecido ou organismo.

A análise transcriptómica permitiu o estudo da forma como a expressão dos genes se altera em diferentes organismos e tem sido fundamental para a compreensão das doenças humanas. Uma análise da expressão genética na sua totalidade permite a deteção de tendências coordenadas gerais que não podem ser discernidas por ensaios mais específicos.

As técnicas contemporâneas dominantes, microarrays e RNA-Seq, foram desenvolvidas em meados da década de 1990 e na década de 2000. Os microarrays, que medem a abundância de um conjunto definido de transcrições através da sua hibridação com uma série de sondas complementares, foram publicados pela primeira vez em 1995. A tecnologia de microarrays permitiu o ensaio de milhares de transcrições em simultâneo a um custo muito reduzido por gene e com economia de mão de obra. Tanto as matrizes de oligonucleótidos como as matrizes de alta densidade da Affymetrix (Santa Clara, Califórnia) foram o método de eleição para a caraterização transcricional até ao final da década de 2000. Durante este período, foi produzida uma gama de microarrays para cobrir genes conhecidos em organismos modelo ou economicamente importantes. Os progressos na conceção e no fabrico de matrizes melhoraram a especificidade das sondas e permitiram testar mais genes numa única matriz. Os avanços na deteção de fluorescência aumentaram a sensibilidade e a precisão da medição de transcritos de baixa abundância. RNA-Seq refere-se à sequenciação de cDNAs de transcritos, em que a abundância é derivada do número de contagens de cada transcrito. A técnica foi, por conseguinte, fortemente influenciada pelo desenvolvimento de tecnologias de sequenciação de elevado rendimento. A sequenciação de assinaturas maciçamente paralelas (MPSS) foi um exemplo inicial baseado na geração de sequências de 16-20 pb através de uma série complexa de hibridações.

A geração de dados sobre transcrições de ARN pode ser conseguida através de um de dois princípios principais:

1. sequenciação de transcrições individuais (ESTs, ou RNA-Seq),

2. hibridação dos transcritos numa matriz ordenada de sondas de nucleótidos (ou seja, microarrays).[12]

Isolamento do ARN

Todos os métodos transcriptómicos requerem que o ARN seja primeiro isolado do organismo experimental antes de se poderem registar as transcrições. Embora os sistemas biológicos sejam incrivelmente diversos, as técnicas de extração de ARN são muito semelhantes e envolvem o seguinte

1.Rutura mecânica de células ou tecidos,

2. perturbação da RNase com sais caotrópicos

3. perturbação de macromoléculas e complexos de nucleótidos

4. separação do ARN das biomoléculas indesejáveis, incluindo o ADN e o

5. concentração do ARN por precipitação a partir de uma solução ou por eluição a partir de uma matriz sólida.

O ARN isolado pode ser adicionalmente tratado com DNase para digerir quaisquer vestígios de ADN. É necessário enriquecer o ARN mensageiro, uma vez que os extractos de ARN total são normalmente constituídos por 98% de ARN ribossómico. O enriquecimento de transcritos pode ser efectuado por métodos de afinidade poli-A ou por depleção do ARN ribossómico utilizando sondas específicas da sequência. O ARN degradado pode afetar os resultados a jusante; por exemplo, o enriquecimento de ARNm a partir de amostras degradadas resultará na depleção das extremidades 5′ do ARNm e num sinal desigual ao longo do comprimento de uma transcrição. A congelação rápida do tecido antes do isolamento do ARN é típica, e é necessário ter cuidado para reduzir a exposição às enzimas RNase quando o isolamento estiver concluído.

EST

Um EST é uma sequência curta de nucleótidos gerada a partir de uma única transcrição de ARN. O ARN é primeiro copiado como ADNc por uma enzima transcriptase reversa antes de o ADNc resultante ser sequenciado. O método de sequenciação de Sanger foi predominante até ao advento de métodos de elevado rendimento, como a sequenciação por síntese (Solexa/Illumina, San Diego, CA). Uma vez que as EST não requerem um conhecimento prévio do organismo de onde provêm, podem também ser obtidas a partir de misturas de organismos ou amostras ambientais. Embora atualmente se utilizem métodos de maior rendimento, as bibliotecas de ESTs forneciam habitualmente informações sobre as sequências para as primeiras concepções de microarranjos; por exemplo, um GeneChip de cevada foi concebido a partir de 350 000 ESTs previamente sequenciados.

Análise da expressão génica em série e em capas (SAGE/CAGE)

O SAGE O cDNA é gerado a partir do ARN, mas é depois digerido em fragmentos "tag" de 11 pb utilizando enzimas de restrição que cortam uma sequência específica e 11 pares de bases ao longo dessa sequência. Estas etiquetas de cADN são depois concatenadas cabeça a cabeça em cadeias longas (>500 pb) e sequenciadas utilizando métodos de baixo rendimento, mas de comprimento de leitura longo, como a sequenciação Sanger. Depois, as sequências são desconvoluídas nas suas etiquetas originais de 11 pb. Se estiver disponível um genoma de referência, estas etiquetas podem por vezes ser alinhadas para identificar o gene correspondente. Se não estiver disponível um genoma de referência, as etiquetas podem simplesmente ser utilizadas diretamente como marcadores de diagnóstico, caso se verifique uma expressão diferencial num estado de doença. O método Cap analysis of gene expression (CAGE) é uma variante do SAGE que sequencia etiquetas apenas a partir da extremidade 5′ de uma transcrição de mRNA. Por conseguinte, o local de início da transcrição dos genes pode ser identificado quando as etiquetas são alinhadas com um genoma de referência. A identificação dos locais de início dos genes é útil para a análise do promotor e para a clonagem de cDNAs completos.

Os métodos SAGE e CAGE produzem informações sobre um maior número de genes do que seria possível com a sequenciação de ESTs individuais, mas a preparação das amostras e a análise dos dados são normalmente mais trabalhosas

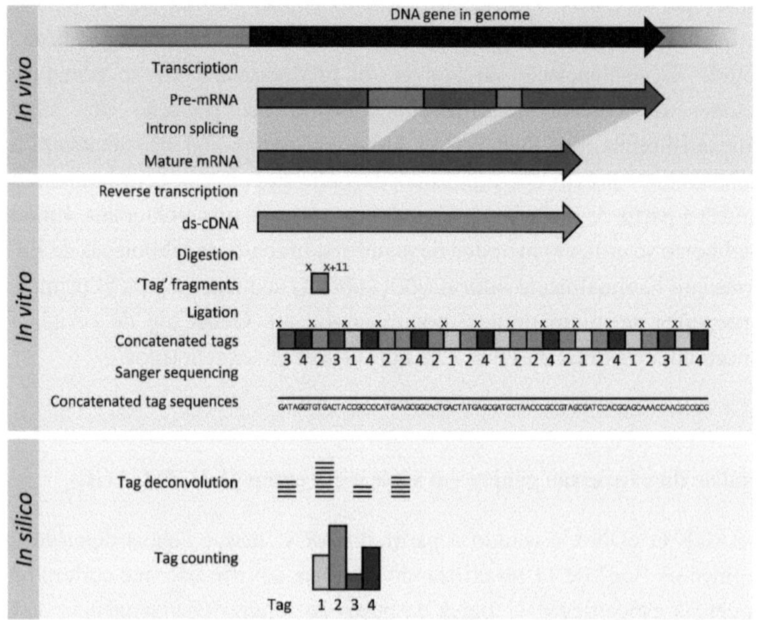

Microarrays

Princípios e progressos.

Microarrays consistem em oligómeros curtos de nucleótidos, designados por "sondas", que são dispostos num substrato sólido (por exemplo, vidro). A abundância dos transcritos é determinada por hibridação de transcritos marcados com fluorescência a estas sondas. A intensidade da fluorescência em cada localização da sonda na matriz indica a abundância dos transcritos para essa sequência de sonda. Os microarrays requerem algum conhecimento prévio do organismo de interesse, por exemplo, sob a forma de uma sequência genómica anotada ou de uma biblioteca de ESTs que possa ser utilizada para gerar as sondas para o array.

O fabrico de microarrays assenta em técnicas de micro e nanofabricação. Os microarrays para transcriptómica enquadram-se normalmente numa das duas grandes categorias seguintes: arrays pontuais de baixa densidade ou arrays de sondas curtas de alta densidade.

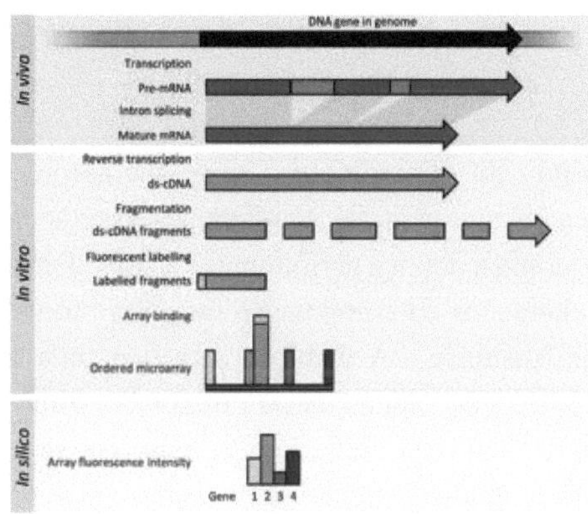

Sequenciação de ARN

Princípios e progressos.

RNA-RNA-Seq refere-se à combinação de uma metodologia de sequenciação de elevado rendimento com métodos computacionais para capturar e quantificar as transcrições presentes num extrato de ARN. As sequências de nucleótidos geradas têm normalmente cerca de 100 pb de comprimento, mas podem variar entre 30 pb e mais de 10.000 pb, dependendo do método de sequenciação utilizado. O RNA-Seq aproveita a amostragem profunda do transcriptoma com muitos fragmentos curtos de um transcriptoma para permitir a reconstrução computacional do transcrito de ARN original através do alinhamento das leituras com um genoma de referência ou entre si (montagem de novo). Além disso, as quantidades de ARN de entrada são muito inferiores para o RNA-Seq (quantidade de nanogramas) em comparação com os microarrays (quantidade de microgramas), o que permitiu um exame mais fino das estruturas celulares, até ao nível de uma única célula, quando combinado com a amplificação linear do cDNA.

A procura de dados sobre o transcriptoma ao nível das células individuais conduziu a avanços nos métodos de preparação de bibliotecas de RNA-Seq, resultando em avanços dramáticos em termos de sensibilidade. Os transcriptomas de uma única célula estão agora bem descritos e foram mesmo alargados ao RNA-Seq in situ, em que os transcriptomas de células individuais são diretamente interrogados em tecidos fixados.[12]

TRANSCRIPTÓMICA EM MEDICINA DENTÁRIA

A compreensão do microbioma oral melhorou com a ajuda da transcriptómica. Atualmente, é amplamente reconhecido que as principais doenças orais, como a doença periodontal e a cárie dentária, estão fortemente associadas a alterações na composição do microbioma oral, uma condição designada por "disbiose". A disbiose significa uma alteração prejudicial substancial tanto nas abundâncias relativas como nos componentes individuais do microbioma. Sem dúvida, a análise abrangente de conjuntos de dados de ácidos nucleicos, como a metagenómica e a metatranscriptómica, tornou-se a abordagem padrão para o estudo de comunidades microbianas em diversos ambientes, incluindo a cavidade oral.[13]

A genómica, a transcriptómica e a proteómica da saliva e da cavidade oral tornaram-se temas de investigação cada vez mais populares nos últimos anos, uma vez que representam uma fonte não invasiva, segura e barata de informação genética complexa. A fonte desta informação complexa é a grande variedade de DNAs, RNAs e proteínas presentes na saliva. Os ADNs salivares representam

(a) A informação genética (genoma) do corpo humano que o acolhe,

(b) Os micróbios orais presentes na boca (microbiota oral), e

(c) Os vírus de ADN infectantes. Os mRNAs salivares fornecem informações sobre as taxas de transcrição dos genes do hospedeiro (o transcriptoma oral humano) e do microbiota oral

A saliva total é uma fonte do genoma microbiótico humano e oral. A saliva é também uma boa ferramenta para detetar alterações sistémicas do ARNm e do proteoma, uma vez que é misturada com sangue contaminante, fluido crevicular gengival, transudado da mucosa e ultrafiltrado dos ácinos das glândulas salivares

A maioria dos ARN presentes na saliva total sem células é ARNm humano genuíno

DNA, RNA E PROTEOMA SALIVARES NO DIAGNÓSTICO DE DOENÇAS

Diagnóstico precoce do cancro

Infecções virais

Cáries dentárias

Inflamação periodontal

Outras doenças sistémicas

Candidíase oral.[14]

SALIVAÓMICA

O termo "salivaomics" foi cunhado em 2008 para refletir o rápido desenvolvimento do conhecimento sobre os vários constituintes "ómicos" da saliva. A salivaómica inclui cinco alfabetos de diagnóstico - proteínas, mRNAs, miRNAs, compostos metabólicos e micróbios - e oferece vantagens substanciais porque os estados de doença podem ser acompanhados por alterações detectáveis numa dimensão, mas não em todas.

O microbioma salivar é um indicador de diagnóstico clínico promissor do cancro oral, da periodontite e possivelmente de outras doenças. A presença de agentes patogénicos específicos e de uma comunidade bacteriana oral perturbada pode indicar a doença antes de os sintomas serem evidentes e pode ter aplicações clínicas.[15]

TRANSCRIPTÓMICA EM PERIODONTOLOGIA

A periodontite crónica reflecte uma degradação ativa do tecido conjuntivo e a reabsorção do osso alveolar, com lesões localizadas atribuídas a uma resposta inflamatória e imunitária desregulada do hospedeiro a biofilmes microbianos disbióticos. Foi demonstrado que as alterações do microbioma com a doença incluem alterações em membros específicos do microbioma subgengival em locais de doença (por exemplo, *Porphyromonas gingivalis*) com a capacidade de alterar as actividades biológicas do microbioma global, bem como de regular as respostas do hospedeiro que contribuiriam para a degradação dos tecidos como uma caraterística da periodontite [16]

Os principais mediadores da secreção das glândulas salivares associados às doenças periodontais incluem biomarcadores como as imunoglobulinas (IgA, IgM, IgG), a mucina, a lisozima, a lactoferrina, a histatina, a peroxidase e a proteína C-reactiva.

IMUNOGLOBULINAS

As imunoglobulinas desempenham um papel importante no mecanismo de defesa da saliva. IgA, IgM, IgG interferem com a aderência das bactérias ou inibem o metabolismo bacteriano. A imunoglobulina preponderante encontrada na saliva é a IgA.

Guven relatou que estavam presentes níveis mais elevados de IgA na saliva total recolhida de pacientes com gengivite e periodontite quando comparados com controlos saudáveis. Reiff encontrou uma diminuição nos níveis salivares de IgA e IgG em doentes com periodontite após o tratamento

MARCADORES SISTÉMICOS ASSOCIADOS À INFECÇÃO PERIODONTAL

A proteína C-reactiva (PCR) é um marcador sistémico libertado durante a fase aguda de uma resposta inflamatória. Níveis elevados de proteína C-reactiva têm sido associados a doenças periodontais crónicas e agressivas e a outros marcadores inflamatórios[17]

O gene *NFRSF17* mereceu destaque, pois seu produto se liga especificamente à família do fator de necrose tumoral e desempenha papéis nas respostas imunes, especialmente na transdução de sinais, no desenvolvimento de células B e na diferenciação celular. Estes resultados também apoiam os relatos de uma relação entre a regulação positiva do gene *TNFRSF17* e o fenótipo da periodontite. Outro gene significativo encontrado no presente estudo foi o *MMP7*, que está fortemente correlacionado com o nível de inflamação dos tecidos. *A MMP7* desempenha um papel importante na reabsorção e remodelação óssea, e a possibilidade de detetar a periodontite com base na regulação positiva da *MMP7* já foi relatada anteriormente. Estes genes significativos nos dados actuais do tecido periodontal apoiam as conclusões de estudos funcionais anteriores sobre a periodontite, bem como estudos de todo o genoma e microarray.

Ao nível das vias funcionais, 34 vias enriquecidas sobrepuseram-se nas amostras de tecido gengival e saliva obtidas de pacientes com periodontite em comparação com pacientes saudáveis, e 12 dessas vias estavam relacionadas com as respostas imunitárias. Embora tenham sido detectados diferentes conjuntos de genes nas amostras de tecido e de saliva, é significativo que a via da resposta imunitária tenha sido normalmente detectada a nível funcional. Resultados semelhantes foram também encontrados noutros estudos dos transcriptomas salivares de pacientes com periodontite, com as vias da imunidade celular a serem significativamente supra-reguladas. As alterações na homeostase das respostas imunitárias em torno do periodonto podem afetar várias fontes de ARNm salivar.

De salientar que 4 genes (*ALOX5*, *IL1B*, *SRGN*, *RAC2*) se sobrepuseram entre as amostras de saliva e de tecido, mas com o padrão de expressão oposto. Estes resultados demonstram claramente as limitações ou os obstáculos a ultrapassar na medida em que as amostras de saliva podem ser atualmente utilizadas como uma ferramenta de diagnóstico baseada em biomarcadores específicos. A escassa quantidade do transcriptoma da bolsa periodontal em amostras de saliva e a classificação fisiopatológica pouco clara da periodontite podem causar ruído nos dados, induzindo resultados discordantes. Além disso, verificou-se que os níveis de expressão de vários genes, como o *IL1B* e o *ALOX5*, apresentam um padrão temporal durante o processo de inflamação.

A periodontite tem múltiplas etapas patológicas, com ciclos repetidos de fases de repouso e activas, sendo necessários mais estudos sobre o mecanismo fisiopatológico e os padrões específicos de expressão genética para clarificar um biomarcador específico.

Por conseguinte, estudos adicionais centrados nas vias e alterações nos seus genes categóricos seriam úteis para identificar marcadores específicos para utilização no diagnóstico e monitorização de doenças.[18]

PROTEÓMICA

A proteómica, como combinação da experimentação do proteoma e da análise de dados, analisa a composição, a estrutura, a expressão e o estado de modificação das proteínas, bem como as interações e ligações entre as proteínas a um nível global.[19]

O termo "proteómica" foi utilizado pela primeira vez por Marc Wilkins em 1996 para designar o "complemento proteico de um genoma".[20]

Oferece informações complementares à genómica e à transcriptómica. É também essencial para gerar um mapa das vias, redes e sistemas moleculares complexos e interligados, que controlam diretamente as principais actividades vitais, como a proliferação, diferenciação, senescência e apoptose celulares. Com a melhoria substancial da tecnologia experimental na última década, os métodos proteómicos evoluíram de métodos convencionais, como a coloração imuno-histoquímica (IHC), o western blot e o ensaio imunoenzimático (ELISA), para métodos de elevado rendimento, como o microarray de tecidos (TMA), o array de vias proteicas e a espetrometria de massa

Estas técnicas proteómicas de elevado rendimento não só diminuem o tempo de análise como também aumentam a precisão e a profundidade da cobertura do proteoma. Com os avanços da bioinformática e das modernas tecnologias "ómicas" multianalíticas, a proteómica é uma grande promessa para desvendar os mecanismos moleculares subjacentes às doenças, com vista à descoberta de novos biomarcadores e pode ser utilizada como ensaios de diagnóstico específicos, indicadores de prognóstico e alvos terapêuticos para melhorar ainda mais a medicina personalizada.

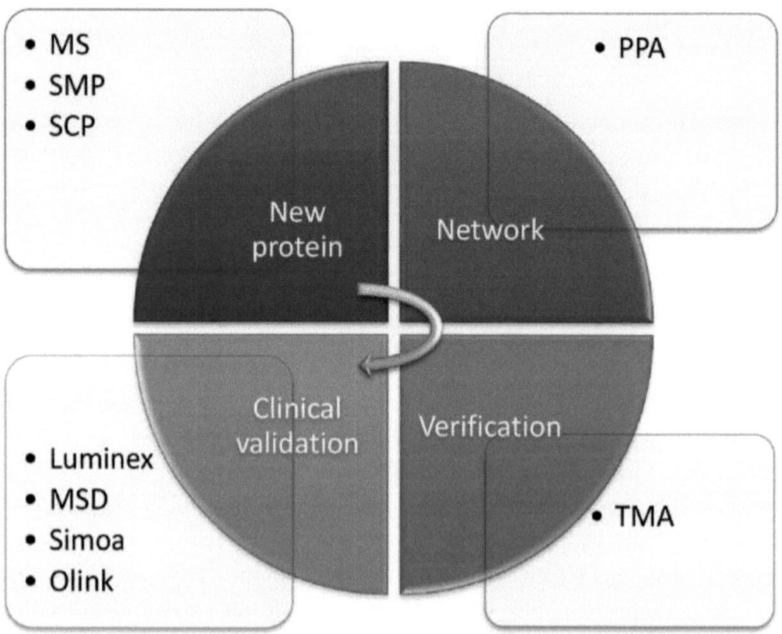

Com o rápido desenvolvimento da tecnologia de alto rendimento6 , várias novas tecnologias têm sido amplamente utilizadas em proteómica e metabolómica nos últimos anos. Independentemente da técnica específica, estas abordagens proteómicas globais podem ser divididas em três fases, nomeadamente

1.descoberta,

2.análise de rede e

3. proteómica clínica.

A descoberta é a fase inicial para identificar a sequência de aminoácidos e a estrutura desconhecida da proteína com qualificação

As técnicas proteómicas de elevado rendimento normalmente utilizadas incluem a espetrometria de massa, a matriz de vias proteicas, os microarrays de tecidos da próxima geração e o Luminex.[19]

Com o apoio de tecnologias de elevado rendimento, é recolhido um enorme volume de dados proteómicos

A degradação de Edman foi desenvolvida para determinar a sequência de aminoácidos de uma determinada proteína. As técnicas de marcação de afinidade codificada por isótopos (ICAT), de marcação isotópica estável com aminoácidos em cultura celular (SILAC) e de marcação isobárica para quantificação relativa e absoluta (iTRAQ) foram recentemente desenvolvidas para a proteómica quantitativa. A cristalografia de raios X e a espetroscopia de ressonância magnética nuclear (RMN) são duas técnicas importantes de elevado rendimento que fornecem a estrutura tridimensional (3D) das proteínas, o que pode ser útil para compreender a sua função biológica.

TÉCNICAS PROTEÓMICAS

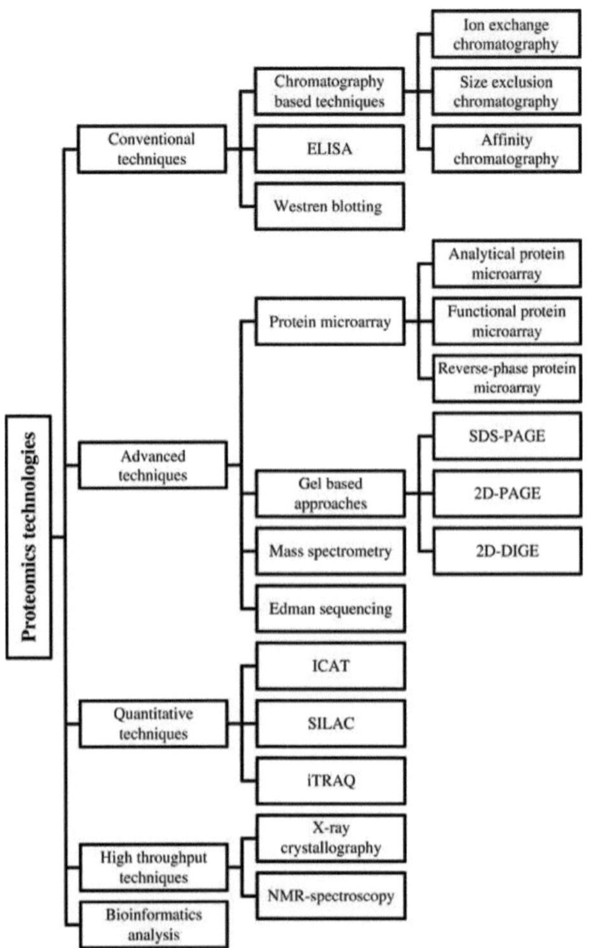

APLICAÇÃO DA PROTEÓMICA

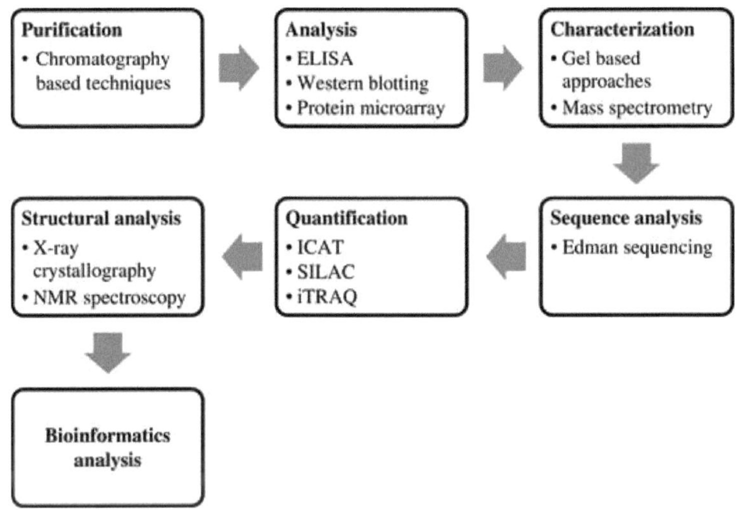

ANÁLISE PROTEÓMICA

TÉCNICAS CONVENCIONAIS

Baseado em cromatografia

Cromatografia de permuta iónica

O IEC é um instrumento versátil para a purificação de proteínas com base em grupos carregados na sua superfície. As proteínas variam umas das outras na sua sequência de aminoácidos; certos aminoácidos são aniónicos enquanto outros são catiónicos. A carga líquida contida numa proteína a um pH fisiológico é avaliada pelo equilíbrio entre estas cargas. Inicialmente, separa as proteínas com base na sua natureza de carga (aniónica e catiónica) e, posteriormente, com base na força de carga comparativa. O IEC é muito valioso devido ao seu baixo custo e à sua capacidade de persistir em condições de tampão.

Cromatografia de exclusão de tamanho

A SEC separa as proteínas através de uma matriz portadora porosa com poros de dimensões distintas com base na permeação; por conseguinte, as proteínas são separadas com base no tamanho molecular. O SEC é uma técnica robusta capaz de manipular proteínas em diversas condições fisiológicas na presença de detergentes, iões e co-factores ou a várias temperaturas. O SEC é utilizado para separar proteínas de baixo peso molecular e é um instrumento poderoso para a purificação de complexos proteicos multiméricos não covalentes em condições biológicas.

Cromatografia de afinidade

A cromatografia de afinidade foi um grande avanço na purificação de proteínas que permite ao investigador explorar a degradação das proteínas, as modificações pós-traducionais e a interação proteína-proteína. O princípio básico da cromatografia de afinidade é a interação reversível entre o ligando de afinidade da matriz cromatográfica e as proteínas a purificar

As proteínas plasmáticas, como o fator IX, o fator XI, o fator VIII, a antitrombina III e a proteína C, foram purificadas por cromatografia de afinidade à escala industrial para utilização terapêutica. Vários ligandos foram purificados e aplicados na purificação de anticorpos. Os exemplos incluem as lectinas para a purificação de IgM e IgA, enquanto as proteínas A e G para a purificação de moléculas de IgG

Ensaio de imunoabsorção enzimática

Em 1971, Engvall e Pearlmann publicaram o primeiro trabalho sobre ELISA e quantificaram a IgG no soro de coelho utilizando a enzima fosfatase alcalina. O ELISA é um imunoensaio altamente sensível e amplamente utilizado para fins de diagnóstico. O ensaio utiliza o antigénio ou anticorpos na superfície sólida e a adição de anticorpos conjugados com enzimas para medir as flutuações nas actividades enzimáticas que são proporcionais à concentração de anticorpos e antigénio na amostra biológica.

Western blotting

O Western blotting é uma técnica importante e poderosa para a deteção de proteínas de baixa abundância que envolve a separação de proteínas por eletroforese, a transferência para uma membrana de nitrocelulose e a deteção precisa de uma proteína-alvo por anticorpos conjugados com enzimas. O Western blotting é uma ferramenta dominante para a deteção de antigénios de vários microrganismos e é bastante útil no diagnóstico de doenças infecciosas.

Sequenciação de Edman

A sequenciação de Edman foi desenvolvida por Pehr Edman em 1950 para determinar a sequência de aminoácidos em péptidos ou proteínas. O método inclui reacções químicas que eliminam e identificam os resíduos de aminoácidos presentes no terminal N da cadeia polipeptídica. A sequenciação de Edman desempenhou um papel importante no desenvolvimento de proteínas terapêuticas e na garantia de qualidade dos produtos biofarmacêuticos.

TÉCNICAS AVANÇADAS

Microarray de proteínas

Os microarrays de proteínas, também conhecidos como chips de proteínas, são a classe emergente de técnicas proteómicas capazes de deteção de elevado rendimento a partir de uma pequena quantidade de amostra. Os microarranjos de proteínas podem ser classificados em três categorias: microarranjos analíticos de proteínas, microarranjos funcionais de proteínas e microarranjos de proteínas de fase reversa

Microarray analítico de proteínas

O microarray de anticorpos é a classe mais representativa do microarray analítico de proteínas. Após a captura de anticorpos, as proteínas são detectadas por marcação direta de proteínas. São normalmente utilizadas para medir o nível de expressão e as afinidades de ligação das proteínas. A análise proteómica de alto rendimento de células cancerígenas foi efectuada através de microarray de anticorpos para a expressão diferencial de proteínas em tecidos derivados de células de carcinoma escamoso da cavidade oral

Microarray funcional de proteínas

O microarranjo funcional de proteínas é construído através de proteínas purificadas, permitindo assim o estudo de várias interações, incluindo proteína-DNA, proteína-RNA e proteína-proteína, proteína-fármaco, proteína-lípido, relação enzima-substrato. A primeira utilização do microarray funcional de proteínas foi a análise da especificidade do substrato das proteínas cinases na levedura. O microarray funcional de proteínas caracterizou as funções de milhares de proteínas. A interação proteína-proteína de *A. thaliana* foi estudada e foram identificadas proteínas semelhantes à Calmodulina (CML) e substratos da Calmodulina (CaM).

Microarray de proteínas em fase inversa

Os lisados celulares obtidos de diferentes estados celulares são dispostos em lâminas de nitrocelulose que são sondadas com anticorpos contra proteínas-alvo. Posteriormente, os anticorpos são detectados com ensaios fluorescentes, quimioluminescentes e colorimétricos. Para a quantificação das proteínas, os péptidos de referência são impressos nas lâminas. Estes microarrays são utilizados para determinar a proteína alterada ou disfuncional indicativa de uma determinada doença. A análise de amostras de células estaminais hematopoiéticas e de leucemia primária através de microarranjos de proteínas em fase inversa revelou-se altamente reprodutível e fiável para a análise em grande escala do estado de fosforilação e da expressão de proteínas em células estaminais humanas e células de leucemia mielogénica aguda. A abordagem de microarray de proteínas em fase inversa foi avaliada para a análise quantitativa de fosfoproteínas e outras proteínas relacionadas com o cancro em linhas celulares de cancro do pulmão de células não pequenas (NSCLC), monitorizando a apoptose, os danos no ADN, o controlo do ciclo celular e as vias de sinalização.

Abordagens baseadas em gel

Eletroforese em gel de poliacrilamida com dodecil sulfato de sódio

A SDS-PAGE é uma técnica de alta resolução para a separação de proteínas de acordo com o seu tamanho, facilitando assim a aproximação do peso molecular. As proteínas são capazes de se deslocar com um campo elétrico num meio com um pH diferente do seu ponto isoelétrico. Diferentes proteínas na mistura migram com diferentes velocidades de acordo com a relação entre a sua carga e massa. No entanto, a adição de dodecil sulfato de sódio desnatura as proteínas, separando-as assim absolutamente de acordo com o peso molecular.

O perfil proteico de *Mycoplasma bovis* e *Mycoplasma agalactiae* através de SDS-PAGE tem um elevado valor diagnóstico, uma vez que estas espécies são difíceis de diferenciar com procedimentos de diagnóstico de rotina. As proteínas da membrana externa de estirpes de *E. coli* em que a capacidade de formar o antigénio K1 está ausente foram analisadas através de SDS-PAGE. Apresentaram um grau variado de suscetibilidade ao soro humano. O perfil proteico extracelular de *Staphylococcus* spp. também foi construído e a sua caraterização foi conseguida. As proteínas antigénicas de *Streptococcus agalactiae* foram caracterizadas para testar a imunogenicidade da vacina contra a mastite.

Eletroforese em gel bidimensional

A eletroforese bidimensional em gel de poliacrilamida (2D-PAGE) é um método eficiente e fiável de separação de proteínas com base na sua massa e carga. A 2D-PAGE é capaz de resolver sucessivamente cerca de 5000 proteínas diferentes, dependendo do tamanho do gel. As proteínas são separadas por carga na primeira dimensão, enquanto na segunda dimensão são separadas com base nas diferenças entre as suas massas. A 2-DE é aplicada com êxito para a caraterização de modificações pós-traducionais, proteínas mutantes e avaliação de vias metabólicas. Neidhardt e van Bogelen introduziram a técnica altamente sensível de 2-DE na fisiologia bacteriana.

As proteínas de membrana da parede celular de *Listeria innocua* e *Listeria monocytogenes* envolvidas nas interações hospedeiro-patogénio foram analisadas com 2-DE e foram identificadas 30 proteínas diferentes de duas estirpes. Esta abordagem foi útil para o estudo comparativo de exotoxinas e factores de virulência libertados por estirpes enterotoxigénicas de duas estirpes de *Staphylococcus aureus* derivadas de alimentos. *A Pseudomonas aeruginosa* segrega numerosas proteínas durante as diferentes fases da infeção, como se observa nos isolados obtidos de doentes com fibrose quística. As melhorias actuais na 2D-PAGE foram utilizadas para estudar o sistema metabólico de *B. subtilis* e foi caracterizada uma proteína reguladora bacteriana PyrR.

Um grande número de proteínas foi detectado durante o desenvolvimento da semente em *Ocotea catharinensis*, e o perfil foi construído através da caraterização dessas proteínas durante cada estágio de desenvolvimento...

Eletroforese bidimensional diferencial em gel

A 2D-DIGE utiliza as proteínas marcadas com CyDye que podem ser facilmente visualizadas através da excitação do corante num comprimento de onda específico. As proteínas da parede celular (CWPs) dos dinoflagelados tóxicos *Alexandrium catenella* marcadas com Cy3 foram identificadas através de 2D-DIGE. Foi efectuada uma análise quantitativa das proteínas de *Brucella suis* em condições de inanição prolongada de nutrientes, tendo sido identificadas cerca de 30 proteínas cuja concentração varia entre as bactérias que crescem em fase estacionária num meio com diferentes níveis de nutrientes. Cerca de 70% das proteínas reguladas apresentaram um aumento da expressão. As proteínas estão também envolvidas na regulação, adaptação a condições adversas e transporte. A caraterização de proteínas expressas em neurónios de ratos foi realizada para compreender a patogénese do vírus do Nilo Ocidental.

.

Os fármacos biológicos produzidos durante a tecnologia de cultura celular constituem as proteínas da célula hospedeira (HCP) como o grupo mais importante de impurezas. As HCP têm diversas propriedades moleculares e imunológicas e devem ser eficazmente monitorizadas e removidas durante o processamento a jusante. A 2D-DIGE foi utilizada para analisar a composição das HCP na cultura de células CHO e para comparar a diferença de HCP entre a cultura de células nulas e as células produtoras de anticorpos monoclonais. As alterações quantitativas das proteínas da membrana dos glóbulos vermelhos na doença falciforme foram analisadas e o conteúdo de

49 manchas de gel foi alterado 2,5 vezes em comparação com as células normais.

A 2-DE continua a ser um método de escolha na investigação proteómica, embora certas limitações limitem o seu potencial como principal técnica de separação na proteómica moderna. Por conseguinte, a instrumentação e as técnicas mais avançadas estão a expandir-se rapidamente como um novo meio de técnicas analíticas sem gel. O avanço da MS associado à proteómica shotgun pode encontrar novas direcções para a caraterização sensível e em grande quantidade de proteínas com uma quantificação mais precisa. As abordagens baseadas em etiquetas químicas continuam a ser populares na proteómica quantitativa, mas estes métodos também têm alguns inconvenientes. O poder de resolução mais elevado da MS, as medições exactas da massa, as taxas de varrimento mais elevadas e o alinhamento preciso dos cromatogramas são caraterísticas essenciais para uma utilização bem sucedida da MS em proteómica.

Técnicas quantitativas

Rotulagem ICAT

O ICAT é um método de marcação isotópica no qual são utilizados reagentes de marcação química para a quantificação de proteínas. O ICAT também expandiu a gama de proteínas que podem ser analisadas e permite a quantificação exacta e a identificação da sequência de proteínas a partir de misturas complexas. Os reagentes ICAT incluem uma etiqueta de afinidade para o isolamento de péptidos marcados, um ligante codificado isotopicamente e um grupo reativo.

O Mycobacterium tuberculosis é considerado um dos agentes patogénicos humanos mais importantes, contendo cerca de 4 000 genes. A análise do proteoma foi efectuada utilizando uma combinação de Cromatografia Líquida (LC), Espectrometria de Massa Tandem (MS/MS) e ICAT. A combinação de técnicas oferece uma compreensão abrangente do sistema biológico e fornece informações adicionais. Foi possível efetuar a quantificação do proteoma sistémico através da ICAT durante o ciclo celular de *Saccharomyces cerevisiae*, o que apoiou o conhecimento das funções dos genes. Os níveis de espécies reactivas de azoto e de espécies reactivas de oxigénio aumentam nas células vivas durante o stress abiótico e biótico.

A oxidação reversível dos resíduos proteicos pode servir de sensores redox e de transdutores de sinais para a transmissão de respostas anti-stress. O grupo tiol dos resíduos de cisteína é sensível às espécies oxidantes e, quando oxidado, pode modular a função das proteínas. Os reagentes ICAT reagem com precisão com o grupo tiol dos resíduos de cisteína, pelo que a técnica associada à MS é útil para quantificar as proteínas redox que contêm tiol. As proteínas específicas do tumor foram analisadas através de ICAT e MS a partir do fluido aspirado de doentes com tumores da mama em fases iniciais. A beta-globina, a hemopexina, a lipofilina B e as proteínas de ligação à vitamina D estavam sobre-expressas, enquanto a alfa2HS-glicoproteína estava subexpressa. Parece que o ICAT tem aplicações potentes para designar biomarcadores adequados para o diagnóstico do cancro.

Marcação isotópica estável com aminoácidos em cultura celular

SILAC é uma abordagem baseada em MS para proteómica quantitativa que depende da marcação metabólica de todo o proteoma celular. Os proteomas de diferentes células cultivadas em cultura celular são marcados com formas "leves" ou "pesadas" de aminoácidos e diferenciados através de MS. O SILAC foi desenvolvido como uma técnica expedita para estudar a regulação da expressão genética, a sinalização celular e as modificações pós-traducionais. Além disso, o SILAC é uma técnica vital para as vias secretadas e as proteínas secretadas em cultura de células.

O SILAC foi utilizado para a análise quantitativa do proteoma de *B. subtilis* em dois estados fisiológicos, como o crescimento durante a inanição de fosfato e succinato. Mais de 1.500 proteínas foram identificadas e quantificadas nos dois estados testados. Cerca de 75% dos genes de *B. subtilis* foram expressos em fase logarítmica. Para além disso, foram quantificados 10 sítios de fosforilação sob inanição de fosfato e 35 sítios de fosforilação sob crescimento em succinato. O adenovírus mutante altamente purificado deficiente em proteína V (componente proteico interno), o adenovírus de tipo selvagem e o vírus recombinante foram quantificados através de SILAC. A composição e a abundância das proteínas virais foram constantes em todos os tipos de vírus, exceto no vírus deficiente em proteína V, que também resultou numa quantidade reduzida de outra proteína central viral.

O SILAC foi utilizado para a análise quantitativa do proteoma de *A. thaliana*. A expressão da glutationa S-transferase foi analisada em resposta ao stress abiótico devido ao ácido salicílico e as proteínas consequentes foram quantificadas. *A* resposta ao stress salino e a dinâmica proteica no organismo fotossintético *Chlamydomonas reinhardtii* foram estudadas para estabelecer a taxa de renovação do proteoma e as alterações no metabolismo em condições de stress salino. A RuBisCO foi considerada a proteína mais proeminente em *C. reinhardtii*.

A estabilidade intracelular de quase 600 proteínas de células de adenocarcinoma humano foi analisada através de "SILAC dinâmico" e foi determinada a taxa global de renovação das proteínas. A regeneração de tecidos é imperativa em muitas doenças, tais como doenças pulmonares, insuficiência cardíaca e doenças neurodegenerativas. A regeneração dos tecidos e a taxa de renovação das proteínas foram analisadas quantitativamente no peixe-zebra. A análise do proteoma mostrou que a barbatana, o intestino e o fígado têm uma elevada capacidade de regeneração, enquanto o coração e o cérebro têm a menor. As proteínas na regeneração dos tecidos estavam principalmente envolvidas na atividade de transporte e nas vias catalíticas.

Etiqueta isobárica para quantificação relativa e absoluta

A iTRAQ é uma técnica de marcação de proteínas multiplex para a quantificação de proteínas com base na espetrometria de massa em tandem. Esta técnica baseia-se na marcação da proteína com etiquetas isobáricas (8-plex e 4-plex) para quantificação relativa e absoluta. A técnica inclui a marcação dos grupos amina do N-terminal e da cadeia lateral das proteínas, fraccionadas por cromatografia líquida e finalmente analisadas por MS. É essencial encontrar a regulação do gene para compreender o mecanismo da doença, pelo que a quantificação de proteínas utilizando iTRAQ é um método adequado que ajuda a identificar e quantificar a proteína simultaneamente.

O iTRAQ foi aplicado para a análise quantitativa de proteínas celulares e de membrana da *Thermobifida fusca* cultivada na ausência e na presença de celulose. Cerca de 181 proteínas de membrana e 783 proteínas citosólicas foram quantificadas durante a hidrólise da celulose. As proteínas quantificadas no meio celulósico estavam envolvidas na via das pentoses fosfato, glicólise, ciclo do ácido cítrico, amido, aminoácidos, ácidos gordos, purinas, pirimidinas e metabolismo energético. Consequentemente, estas proteínas têm um papel funcional na síntese da parede celular, transcrição, tradução e replicação. *A* enorme quantidade de enzimas oxidativas e hidrolíticas é segregada por *Phanerochaete chrysosporium* que degrada a lenhina, a celulose e a mistura de lenhina e celulose. As proteínas secretoras foram quantificadas a partir de *P. chrysosporium* e foram quantificadas 117 enzimas, incluindo exoglucanases hidrolisadoras de celulose, endoglucanases, celobiose desidrogenase e β-glucosidases.

A presença de iões de alumínio solúvel (Al^{3+}) no solo limita o crescimento das culturas; no entanto, *a Oryza sativa* é altamente tolerante ao alumínio; por conseguinte, foi efectuada uma análise quantitativa do proteoma em resposta ao Al^{3+} em raízes de *O. sativa* nas fases iniciais. Das 700 proteínas identificadas, a expressão de 106 proteínas foi diferente nas cultivares tolerantes e sensíveis ao Al^{3+} . O papel do peróxido de hidrogénio (H O_{22}) no crescimento do trigo foi identificado através de uma abordagem quantitativa baseada em iTRAQ que mostrou que o aumento da concentração de H O_{22} restringiu o crescimento das raízes e das plântulas de trigo. Das 3.425 proteínas identificadas, 44 eram proteínas de resposta a H O_{22} recentemente identificadas, envolvidas na desintoxicação/estresse, no metabolismo dos hidratos de carbono e na transdução única. Várias proteínas, como a superóxido dismutase, a proteína intrínseca 1 e a proteína arabinogalactana do tipo fasciclin, podem estar envolvidas na tolerância ao H O_{22} .

O iTRAQ foi uma ferramenta útil para a determinação do processo molecular envolvido no desenvolvimento e na função das células natural killer (NK). Foram quantificadas as proteínas ligadas à membrana das células NK de células adultas de sangue periférico depletadas de CD3 e de células estaminais do sangue do cordão umbilical. A análise ontológica revelou que muitas destas proteínas estavam envolvidas na ligação de ácidos nucleicos, na sinalização celular e nas funções mitocondriais. O perfil proteico foi efectuado na regeneração do fígado de ratinhos após uma hepatectomia parcial. Um total de 827 proteínas identificadas, 270 foram também quantificadas. Entre estas, Fabp5, Lactb2 e Adh1 foram desreguladas, enquanto Pabpc1, Mat1a, Oat, Hpx e Dnpep foram aumentadas.

Cristalografia de raios X

A cristalografia de raios X é a técnica mais utilizada para a determinação da estrutura tridimensional das proteínas. As amostras cristalizadas altamente purificadas são expostas a raios X e os padrões de difração subsequentes são processados para produzir informações sobre o tamanho da unidade de repetição que forma o cristal e a simetria do empacotamento cristalino. A cristalografia de raios X tem uma vasta gama de aplicações para estudar o sistema viral, os complexos proteína-ácido nucleico e os complexos imunitários. Além disso, a estrutura tridimensional das proteínas fornece informações pormenorizadas sobre a elucidação do mecanismo enzimático, a conceção de medicamentos, a mutagénese dirigida ao local e a interação proteína-ligante.

ZipA e FtsZ são os componentes vitais da estrutura espacial em anel que facilita a divisão celular em *E. coli.* ZipA é uma proteína ancorada na membrana, enquanto FtsZ é homóloga da tubulina eucariótica e a sua interação é facilitada pelos domínios C-terminais. A cristalografia de raios X revelou a estrutura do fragmento C-terminal de FtsZ e do complexo de ligação FtsZ-ZipA. A estrutura do vírus Norwalk, que causa gastroenterite nos seres humanos, foi determinada por cristalografia de raios X, que revelou que o capsídeo viral é constituído por 180 unidades repetitivas de uma única proteína. Os dois domínios; o domínio da casca (S) e o domínio saliente (P) da proteína do capsídeo estão ligados por uma dobradiça flexível. O motivo β-sanduíche de oito padrões estava presente no domínio Shell (S), enquanto a estrutura do domínio Protruding (P) era semelhante ao domínio do fator de alongamento da tradução eucariótico. Estes domínios são os principais determinantes responsáveis pela ligação celular e pela especificidade da estirpe.

O movimento de fosfolípidos, glicolípidos, esteróides e ácidos gordos entre membranas ocorre devido a proteínas de transferência de lípidos não específicas (nsLTPs). A estrutura comparativa da nsLTP do milho em complexo com numerosos ligandos revelou variações no volume da cavidade hidrofóbica em função do tamanho dos ligandos ligados. O citocromo microssomal P450 3A4 catalisa a interação fármaco-fármaco em seres humanos que induzem ou inibem as enzimas e eliminam metabolicamente os fármacos utilizados clinicamente. A estrutura da proteína foi analisada através de cristalografia de raios X que revelou uma grande cavidade de ligação ao substrato capaz de oxidar substratos enormes, como estatinas, ciclosporina, antibióticos macrólidos e taxanos. A cristalografia de raios X revelou a estrutura 3D da peroxidase de rábano recombinante em complexo com ácido benzohidroxâmico (BHA). A densidade de electrões para o BHA foi detectada no local ativo da peroxidase juntamente com a bolsa hidrofóbica adjacente ao anel aromático do BHA.[20]

PROTEÓMICA EM MEDICINA DENTÁRIA

As ciências biológicas, químicas, comportamentais e físicas fornecem o combustível para a inovação, a descoberta e a tecnologia que melhoram continuamente a qualidade da condição dentária humana. Os avanços científicos no século XXI estão a ser moldados pela fusão de ferramentas modernas de biologia molecular em vários campos, tais como a biologia, a genética, a proteómica, a engenharia e as ciências computacionais, levando a um avanço substancial na investigação na interface dos estudos dentários. As técnicas proteómicas podem elucidar assinaturas moleculares de saúde-doença com a descoberta e o reconhecimento de novos biomarcadores em processos biológicos, patológicos ou farmacológicos. Diferentes tipos de amostras encontradas em medicina dentária, incluindo saliva, sangue (soro ou plasma) e tecidos, podem frequentemente ser utilizados para a análise proteómica.

Assim, através da investigação em medicina dentária, foram utilizadas várias ferramentas proteómicas para estes fins, o que indica o progresso da medicina dentária no sentido da investigação molecular.

Em medicina dentária, a literatura relata a utilização de diferentes ferramentas proteómicas numa grande variedade de amostras orgânicas, tais como sangue, saliva, microrganismos e diferentes tecidos (incluindo esmalte normal ou patológico, dentina, polpa, gengiva, osso, ligamento, cemento e mucosa, entre outros). Observou-se que cerca de 64% das amostras dentárias provinham de uma fonte humana, enquanto cerca de 11% dos estudos de proteoma dentário foram obtidos de diferentes animais (por exemplo, ratinhos, ovelhas, ratos, porcos, bovinos)[21]

Specialty	Proteins identified with proteomic technique	Function
Dental structure and proteomic findings		
Enamel	Copine 7, ERp29 protein, calbindin-30 kDa (calretinin), and calbindin-9 kDa, enamelin and ameloblastin, thrombospondin 1	Dentin regeneration Odontoblast differentiation Synthesis of secretory proteins Enamel maturation Bone mineralization inhibition
Dentin	Type XI and XII collagens, isoform 1 of serum albumin precursor, AHSG, prothrombin precursor, vimentin, pigment epithelium-derived factor, a-1-antitrypsin precursor, and antithrombin-III, osteomodulin precursor	Structural maintenance Calcium ion binding Cytoskeletal protein binding Cell adhesion molecule activity Formation of the extracellular matrix Formation of the cytoskeleton Immune responses Peptidase activity, protease inhibitor activity Transporter activity
Pulp	Ubiquitin C-terminal hydrolase L1, interferon-gamma-induced enzyme tryptophanyl-tRNA synthetase, Rho GDI-1	DPSCs are more related to neuronal properties than PLSCs and BMSCs due to presence of these proteins
Periodontal ligament	Actin, tubulin, and vimentin, chaparonine, stress and folding proteins, extracellular proteins, cell cycle regulation proteins, cytoskeleton, proteins and cytoskeleton-associated proteins, nuclear proteins and cell membrane-bound molecules, emdogain	Cellular motility and membrane trafficking Detoxification and membrane activity Biodegradative metabolism Translation and transduction Osteogenic differentiation Periodontal tissue homeostasis maintenance (during the mineralization process) Regenerate periodontal tissue Cementogenesis and osteogenesis during tooth development

ERp29: Endoplasmic reticulum protein 29, AHSG: Alpha 2HS-glycoprotein, Rho GDI-1: Rho guanine nucleotide dissociation inhibitor 1, DPSCs: Dental pulp stem cells, PLSCs: Periodontal ligament stem cells, BMSCs: Bone marrow stem cells

Oral and dental diseases	Regulated proteins found with proteomic technologies
OLP	Prokallikrein, PLUNC
Bleeding oral cavities	Cystatin SA-III
Graft-versus host disease	α-amylase
Immortalized epithelial cells at early carcinogenesis	Cytokeratin 17
Early oral malignancy	Myosin and actin
Relapsed oral cancer	Keratin 4 and cornulin
OSCC	Keratin 6 and 13, β-globin, α2- actin, as well as heat shock protein 70 and 90, alpha polypeptide II peroxiredoxin 4 and prolyl 4-hydroxylase
Tongue, cheek, and larynx cancers	Ubiquitin cross-reactive protein
Cancer progression	Cathepsin B
Cleft lip and cleft palate	Beta-1, 4-N-acetylgalactosaminyl transferase, adaptor-related protein complex 3, dermokine, nidogen 1 precursor, transforming growth factor b3, zinc finger RNA-binding domains containing protein 2, and zincalpha-2-glycoprotein
Gingival cells of HIV affected patients	Heat-shock proteins, cryab, calr, IL-1RA, and galectin-3-binding protein and redox homeostasis, gstp1, prdx1, ero1, disulfide isomerases, proteins regulated by Hsp90 (ndrg1), and maintenance of cellular integrity (vimentin)
Aggressive periodontitis (*Aggregatibacter actinomycetemcomitans, Porphyromonas gingivalis*)	α-amylase, albumin, Ig γ2 chain C region, Ig α2, chain C region, Vitamin D-binding protein salivary α-amylase, and zinc- α2 glycoprotein, lactotransferrin, PLUNC
Cyclosporine A-induced gingival hyperplasia	Peroxiredoxin 1, cytosolic reactive oxygen species, galectin 3
Treatment-resistant root canal infections (*Enterococcus faecalis*)	Geltinase, and cytolysin
Dental caries(*Streptococcus mutans, Lactobacillus*)	α-amylase, phosphoglucomutase, cell division proteins, enolase, fructose bisphosphatealdolase, lactoylglutathionelyase, superoxide dismutase, neutral endopeptidase, acetoinreductase, 60-kDa chaperonin, lactate dehydrogenase, enolase, biotin carboxyl carrier protein, lemA-like protein, glucose 6-phosphate isomerase, phosphoglycerate kinase

OLP: Oral lichen planus, PLUNC: Palate lung and nasal epithelium carcinoma-associated protein, OSCC: Oral squamous cell carcinoma, Ig: Immunoglobulin

22

Proteómica de tecidos duros dentários

O dente é o tecido calcificado mais forte do corpo humano devido à sua arquitetura e composição especiais. É composto por três tecidos duros mineralizados distintos: esmalte, dentina e cemento. O esmalte é o tecido mais duro do corpo humano e contém 96% de minerais, 1% de proteínas e o restante é água. As propriedades mecânicas adequadas do esmalte adequam-se à sua função principal: a mastigação dos alimentos. O esmalte, o único tecido duro dentário formado antes da erupção dos dentes, é formado por células chamadas ameloblastos. Histologicamente, o componente inorgânico do esmalte é composto por micro e inter-rodas de cristais de hidroxiapatite (HA) embebidos em matriz proteica, a fase orgânica. Até à data, as principais proteínas do esmalte que foram reconhecidas são a amelogenina, a ameloblastina, a enamelina e a tuftelina . Além disso, foi identificado um total de 42 proteínas durante a formação do esmalte (fase secretora e fase de maturação) por eletroforese bidimensional (2-DE) e MS. Estas proteínas incluem a ERp29, que está envolvida na síntese de proteínas secretoras, e a proteína de ligação ao cálcio (calbindina), que desempenha um papel na maturação do dente. Concluiu-se que a amelogenina participa na formação do esmalte e no desenvolvimento do cemento, orientando as células. Também regula a iniciação e o crescimento de cristais de HA durante a frente de mineralização através dos terminais de carboxilo. Muito recentemente, foi relatada a presença de uma nova proteína orgânica contendo a matriz do esmalte num dente humano adulto com uma espessura de 100-400 µm, que poderia proporcionar um importante transporte de proteínas ou uma ligação bioquímica entre o esmalte e a dentina. Os ameloblastos segregam uma proteína da matriz extracelular específica do esmalte denominada ameloblastina e a sua expressão também é detectada durante o desenvolvimento inicial dos ossos craniofaciais e dos tecidos duros dentários de origem mesenquimal. O papel exato da ameloblastina não é conhecido, mas foi colocada a hipótese de que pode controlar o processo de mineralização do esmalte durante o desenvolvimento do dente, juntamente com o crescimento dos cristais minerais do esmalte.

A estrutura principal de um dente é feita de dentina, que possui capacidades neurogénicas e regenerativas. Em peso, a dentina contém 70% de minerais (principalmente hidroxiapatite), 20% de componentes orgânicos e 10% de água. Em proteómica, a dentina tem sido particularmente útil para a identificação de proteínas colagénicas e não colagénicas. A sua formação e biomineralização (dentinogénese) é dinamicamente complexa. Os odontoblastos desenvolvem-se e segregam matriz extracelular seguida de mineralização de forma organizada. As proteínas colagénicas mais abundantes presentes na matriz da dentina são o colagénio (tipo I, III, V, VI e XII), que fornece um modelo tridimensional (3D) para a mineralização dos cristais de apatite. A fibronectina e a metaloproteinase da matriz (MMP) 2, 9 e 20 estão associadas às fibrilas de colagénio da pré-dentina. Park *et al.* realizaram uma eletroforese em gel de poliacrilamida com sódio-dodecil-sulfato (SDS-PAGE) seguida de um método LC-MS/MS para identificar as proteínas da dentina. O resultado destas experiências revelou a presença de 233 proteínas e foi confirmado através da técnica Western blot e da coloração imunohistoquímica. Este estudo foi o primeiro a fornecer a classificação das proteínas da dentina, tais como: enzimas metabólicas, transdução de sinais, organização celular, transporte, resposta imunitária, atividade de factores de transcrição, crescimento/manutenção celular, resposta a chaperones/stress, ligação a ácidos nucleicos e função desconhecida. Outro estudo relatado por Jagr *et al.*, 2-DE e nano-LC-MS/MS foi utilizado para identificar 289 proteínas em geral, das quais 90 eram previamente desconhecidas. Neste estudo, foram identificadas nove novas proteínas, classificadas como imunoglobulinas, que contribuem para a formação da matriz extracelular, a formação do citoesqueleto, a atividade das moléculas de adesão celular, a ligação às proteínas do citoesqueleto, as respostas imunitárias e a atividade das peptidases. Estas descobertas podem fornecer uma visão profunda para a regeneração e reabilitação dos tecidos dentários. Além disso, apenas alguns estudos relataram a análise proteómica do cemento e do osso alveolar. Um total de 235 e 213 proteínas foram reconhecidas no osso alveolar e no cemento, respetivamente, utilizando LC-MS/MS com LTQ-FT (Ultra) devido à sua elevada resolução e precisão. Anteriormente, proteínas como a osteocalcina (BGLAP), TNN, FN, VIM, CHAD, vitronectina VTN e LUM foram identificadas como proteínas extracelulares não colagénicas no cemento e no osso alveolar

Proteómica do fluido oral

Em comparação com os tecidos duros dentários, a saliva da boca inteira (WMS) e o FGC têm sido mais estudados para análise proteómica devido à sua técnica de colheita não invasiva, ao mínimo desconforto e ansiedade do doente em comparação com a colheita de sangue para soro ou plasma. A saliva não é apenas composta por secreções das glândulas salivares maiores e menores, mas também contém transudados da mucosa de todas as superfícies da boca, tecidos linfóides, orofaringe e FGC. Os estudos proteómicos da saliva humana revelaram mais de 1000 proteínas e péptidos. Um biofilme oral à base de proteínas, a película de esmalte adquirida (AEP), forma-se nas superfícies dentárias em segundos após a limpeza mecânica das superfícies dentárias. É constituído predominantemente por proteínas segregadas pelas glândulas salivares maiores e menores, hidratos de carbono, iões, proteínas exógenas e lípidos. Lee e colaboradores investigaram a camada de AEP no esmalte e quantificaram 50 proteínas através de Cromatografia Líquida - Ionização por Electrospray - Espectrometria de Massa (LC-ESI-MS/MS).

Proteómica dos tecidos moles dentários

Esta polpa dentária é um tecido conjuntivo mole composto por células (mesenquimatosas, odontoblastos, fibroblastos), fibras neurais, vasos sanguíneos e linfáticos. A expressão de várias proteínas reconhecidas (anexina VI, proteínas ribonucleares heteronucleares C, colagénio tipo VI, matrilina-2) foi confirmada utilizando a técnica de western blotting (WB) e a análise da reação em cadeia da polimerase em tempo real (RT-PCR). A técnica de amplificação de RNA foi utilizada com sucesso para analisar a expressão de genes e a codificação de proteínas ligadas à fisiologia da polpa dentária. A análise de microarranjos revelou um total de 362 genes relacionados com a expressão da polpa dentária, especificamente, portanto, classificados como protoncogenes, morfogénese dentária, genes do colagénio, DNAse, metalopeptidases e factores de crescimento.

Foi efectuado um estudo abrangente da polpa dentária humana por eletroforese em gel 2D seguida de espetrometria de massa em tandem por cromatografia nano-líquida (LC/MS). Esta abordagem detectou 342 proteínas no total com um elevado grau de confiança, tendo sido distinguidas duas proteínas em amostras humanas.[23]

PROTEÓMICA EM PERIDONTOLOGIA

Os tecidos periodontais são constituídos por grupos multicompartimentais de células e matrizes que interagem entre si e que fornecem suporte contínuo, fixação, propriocepção e proteção física aos dentes. As interações complexas das células e da matriz dentro de grupos compartimentados fazem com que a compreensão molecular do periodonto seja fundamental. A evolução ao longo do tempo trouxe os biomarcadores, a proteómica, a genómica e a metabolómica para a linha da frente do diagnóstico periodontal, bem como para avaliar a resposta à terapêutica

Durante os últimos anos, a proteína como biomarcador na doença periodontal ganhou confirmação. O estudo do proteoma, ou seja, a composição, a interação proteína-proteína, a elucidação sistémica da proteína, a interação com a matriz extracelular e a modificação pós-traducional, está na vanguarda do diagnóstico oral

Os marcadores proteómicos periodontais vão desde os marcadores de proteínas salivares, como a imunoglobulina G, até aos marcadores de proteínas de remodelação óssea. Estes podem ser específicos ou não específicos.

Os marcadores específicos são as imunoglobulinas que caracterizam a presença de periodontite crónica ou agressiva.

Entre os marcadores inespecíficos contam-se enzimas, proteínas, mucinas, histatina, lactoferrina, peroxidase lisossómica, etc.

Além disso, o sangue, o FGC, o soro, os produtos do soro, os electrólitos, os microrganismos, as células epiteliais e imunitárias, os produtos de degradação bacteriana, os lipopolissacáridos e os fibroblastos periodontais podem ser utilizados para a análise do proteoma. Os biomarcadores específicos da periodontite e qualquer alteração na sua composição podem ser utilizados como diagnóstico. A análise exaustiva e a identificação do conteúdo proteómico da saliva, do FGC, dos fibroblastos periodontais e dos micróbios periodontais são um primeiro passo necessário para a descoberta de

Os possíveis biomarcadores periodontais **potenciais são os seguintes**

Imunoglobulinas: (Ig A, Ig G, Ig M e Ig A).

As imunoglobulinas actuam como um mecanismo de defesa inato do periodonto, interferindo com a aderência e o metabolismo das bactérias. As concentrações de imunoglobulina salivar (IgA, IgG e IgM) são específicas para os agentes patogénicos periodontais, sendo mais elevadas nos indivíduos afectados. Após um tratamento periodontal bem sucedido, os níveis destas imunoglobulinas na saliva diminuem consideravelmente. O rastreio da saliva (técnica não invasiva), especialmente para a IgA, identifica indivíduos que têm potencial para desenvolver doença periodontal ou aqueles que estão atualmente a responder a uma infeção periodontopatogénica, constituindo assim uma técnica útil

Subprodutos da degradação dos tecidos:

(Telopeptídeos de colagénio, proteoglicanos, osteocalcina, fragmentos de fibronectasia e fragmentos de colagénio ósseo). A osteocalcina, a osteonectina, as telopeptidases de colagénio e o colagénio ósseo são biomarcadores proteómicos para a homeostase óssea

Telopeptídeo carboxiterminal reticulado de piridinolina do colagénio de tipo I.

A piridinolina, a desoxipiridinolina, os Ntelopeptídeos e os C-telopeptídeos são uma classe de moléculas de degradação que são libertadas sistemicamente durante a degradação da matriz de colagénio e a reabsorção óssea devido à modificação pós-traducional do colagénio. Surgiram como marcadores proteómicos valiosos para a renovação óssea e são muito específicos para a doença periodontal. diferenciam a destruição óssea periodontal ou peri-implantar ativa da doença periodontal latente

OSTEOCALCINA, OSTEOPONTINA E CALPROTECTINA

São as proteínas não colagenosas presentes no osso.

Factores de acolhimento

A resposta do hospedeiro inclui monócitos, PMNs, macrófagos, IL-1, TNF- □ e PGE2.

As células hospedeiras incluem células imunitárias, interleucinas e fibroblastos do ligamento periodontal.

As enzimas derivadas do hospedeiro incluem metaloproteinases da matriz (MMPs), elastase, aspartato aminotransferase, catepsina B e fosfatase ácida.

Factores microbianos.

Várias espécies bacterianas localizadas na placa subgengival, das quais apenas algumas desempenham um papel causal na patogénese das doenças periodontais no hospedeiro suscetível. As espécies bacterianas específicas de interesse na patogénese periodontal são T. forsythensis, P. gingivalis, T. denticola e A. actinomycetemcomitans [69]. Os membros do "complexo vermelho" de agentes patogénicos periodontais (T. forsythensis, P. gingivalis e T. denticola) exibem atividade BANA (benzoil-Dlarginina-naftilamida) e estão fortemente correlacionados com a atividade periodontal

Marcadores fenotípicos

Queratina epitelial.

Relativamente à função das células epiteliais na doença periodontal e ao diagnóstico periodontal, os antigénios específicos da queratina na saliva e a deteção de queratinas por anticorpos monoclonais podem ter valor diagnóstico na deteção de displasia epitelial, cancro oral, quistos odontogénicos e tumores. Os marcadores fenotípicos dos epitélios juncional e sulcular oral podem ser utilizados como indicadores de doença periodontal. McLaughlin demonstrou que "a concentração de queratina no FGC era significativamente mais elevada em locais que apresentavam sinais de gengivite e periodontite em comparação com locais saudáveis".

Fibronectina.

A fibronectina é uma glicoproteína que medeia a adesão entre as células [8]. A fibronectina salivar está reduzida na periodontite, uma vez que as fímbrias de P. gingivalis se ligam à fibronectina

Compostos voláteis.

Os compostos voláteis são o sulfureto de hidrogénio, o metil mercaptano, as picolinas e as piridinas

Os voláteis salivares podem ser utilizados como possíveis marcadores de diagnóstico em indivíduos com periodontite moderada a grave

Hormonas

Cortisol. Em indivíduos com periodontite severa, um elevado nível de stress com coping focado na emoção, foram observados níveis mais elevados de cortisol salivar, exercendo um forte efeito inibidor no processo inflamatório e na resposta imunitária.

Iões

Cálcio.

O cálcio (Ca) é o ião que tem sido mais intensamente estudado como um potencial marcador de doença periodontal na saliva. Sewon et al. mostraram nos seus estudos que "a concentração´ mais elevada de Ca salivar e o rácio Ca/fosfato da saliva eram mais elevados em indivíduos afectados por doença periodontal e concluíram, assim, que uma concentração elevada de Ca na saliva era caraterística de pacientes com periodontite

Lactoferrina.

Groenink et al. demonstram que "é fortemente regulado nas secreções da mucosa durante a inflamação gengival e é detectado numa concentração elevada na saliva de pacientes com doença periodontal em comparação com pacientes saudáveis".

Factores de ativação das plaquetas.

O fator de ativação plaquetária [PAF] é um potente mediador inflamatório fosfolipídico. Rasch et al. demonstraram "uma correlação significativa entre os níveis salivares do fator ativador de plaquetas (PAF) e a extensão da doença periodontal.[24]

Cells studied by proteomic analysis	Proteins identified	Relevance significance
1) PDL fibroblasts[18]	Cytosketelon proteins- actin, tubulin, vimentin; cellular mobility protein; membrane trafficking protein; stress folding enzymes; chaparonone; metabolic enzymes.	Related to periodontal ligament fibroblast function and homeostasis
2) PDL cell undergoing mineralization[19]	Cytoskeleton proteins; cytoskeleton associated proteins; nuclear protein; cell membrane bound protein	Maintain periodontal tissue homeostasis
3) *Porphyromonas gingivalis*[20]	PG1089; PG1385; PG2102	PG1089, PG1385 & PG2102 are involved in *P.gingivalis* virulence
4) *Fusobacterium nucleatum*[21]	Various cytoplasmic proteins are found, a) Regulated by acidic pH eg. NADP specific glutamate dehydrogenase, anthranilate synthase etc. b) Regulated by alkaline pH eg. fructose bisphosphonate aldolase,enolase,pyruvate kinase etc.	Upregulation of NADP specific glutamate dehydrogenase & anthranilate synthase that increase ATP production & maintains internal homeostasis. Upregulation of fructose bisphosphonate aldolase & downregulation of enolase & pyruvate kinase which increase the pH seen in diseased gingival sulcus.
5) Saliva in periodontitis subjects[22]	S100 proteins; haptoglobin, prolactin inducible protein and parotid secretory protein	Associated with host defense; New potential biomarker for monitoring disease activity in periodontitis

Aplicações clínicas

A utilização de diagnósticos orais rápidos no local de prestação de cuidados fará avançar consideravelmente a vigilância periodontal e o diagnóstico de doenças nos próximos anos. As novas tecnologias, como os dispositivos lab-on-a-chip e microfluídicos, têm potencial para gerir fluidos orais complexos, como a saliva e o fluido crevicular gengival, e ajudam a determinar o perfil de risco da doença periodontal do paciente, a atividade atual da doença e a resposta às intervenções terapêuticas. Esta abordagem deve funcionar como um catalisador para a tomada de decisões clínicas e a monitorização da progressão da doença episódica numa doença infecciosa crónica como a periodontite. Embora o futuro do diagnóstico da doença periodontal utilizando diagnósticos salivares pareça encorajador, podem ser encontrados obstáculos a estas abordagens no contexto clínico. Estas novas tecnologias de diagnóstico periodontal têm de ser validadas e comparadas com os actuais padrões de referência da doença, como os níveis de osso alveolar e os níveis de fixação clínica, em grandes populações de pacientes.[25]

METABOLÓMICA

A medicina personalizada baseia-se na importância das caraterísticas individuais para o diagnóstico precoce de doenças e a resposta positiva ao tratamento. De acordo com o conceito P4, segundo o qual a medicina deve ser preventiva, preditiva, personalizada e participativa, isto pode ser conseguido através da aplicação das ferramentas e estratégias da biologia de sistemas na clínica. Utilizando as abordagens globais, integradoras e dinâmicas e a análise de grandes conjuntos de dados, a medicina personalizada pode fornecer conhecimentos profundos sobre os mecanismos da doença que estratificam doenças complexas em subtipos e descobrem novas abordagens para a seleção de fármacos, tornando possível o diagnóstico de doenças e a avaliação da saúde de um indivíduo, através de uma amostra biológica universal não invasiva, como o sangue.

A prática clínica atual lida com um número limitado de parâmetros fisiológicos, baseando-se assim em pequenas quantidades de informação sobre o estado do organismo. As modernas tecnologias pós-genómicas permitem efetuar uma análise global do organismo a vários níveis de organização biológica, desde os genes aos metabolitos, proporcionando novas formas de tratamento e prevenção de doenças, permitindo um diagnóstico precoce e tratamentos farmacológicos cada vez mais direcionados.

A metabolómica é a mais recente das ciências ómicas, a seguir à proteómica, e é frequentemente considerada como a mais promissora para a prática clínica. A metabolómica estuda os metabolitos - compostos endógenos e exógenos de baixo peso molecular (até 1000-1500 Da), que podem ser substratos ou produtos finais dos processos bioquímicos no organismo. Por conseguinte, o metaboloma, como o total de todos os metabolitos, reflecte os processos fisiopatológicos internos do organismo, bem como os efeitos do ambiente. A Metabolomics Society declarou que "a estreita gama de análises químicas atualmente utilizadas pela comunidade médica será substituída no futuro por análises que revelam uma assinatura metabólica muito mais abrangente. Espera-se que esta assinatura descreva aberrações bioquímicas globais que reflictam padrões de variação em estados de bem-estar, descreva com maior precisão doenças específicas e a sua progressão, e ajude grandemente no diagnóstico diferencial".[26]

A metabolómica é um domínio em rápida evolução das ciências da vida que utiliza técnicas avançadas de química analítica em conjunto com métodos estatísticos sofisticados para caraterizar de forma abrangente o metaboloma. O metaboloma é geralmente definido como o conjunto completo de metabolitos, ou pequenas moléculas químicas, presentes num determinado organelo, célula, órgão, biofluido ou organismo. Um metabolito é qualquer pequena molécula (com uma massa molecular <1.500 Da) que pode ser detectada em qualquer lugar, em qualquer organismo.

Os metabolitos podem ser compostos endógenos, tais como lípidos, aminoácidos, péptidos curtos, ácidos nucleicos, açúcares, álcoois ou ácidos orgânicos, que são produzidos habitualmente por catabolismo ou anabolismo endógeno. Estas moléculas são designadas por metabolitos "primários". A sua síntese é codificada pelo genoma do hospedeiro e são essenciais para o crescimento, o desenvolvimento e muitas funções fisiológicas importantes.

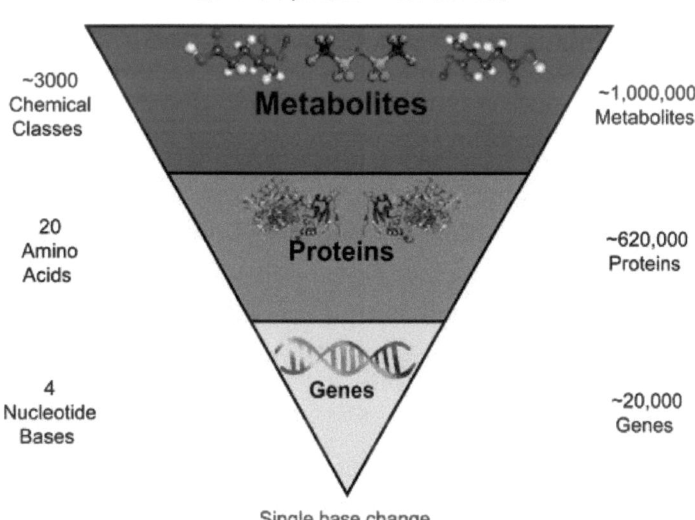

O facto de os metabolitos serem tão sensíveis aos estímulos externos (ou seja, ambientais) e à sinalização interna (ou seja, fisiológica e intracelular) significa que o metaboloma é uma sonda particularmente útil do fenótipo de um indivíduo. Esta leitura metabólica do fenótipo é formalmente designada por "metabótipo". O metabótipo é fundamentalmente diferente do genótipo. Enquanto o genótipo (ou genoma) indica o que pode acontecer, o metabótipo (ou metaboloma) indica o que está a acontecer. De facto, é devido a esta capacidade de "ler" quimicamente o que está a acontecer que a metabolómica está a ser cada vez mais utilizada na investigação biomédica, nos testes de medicamentos, na análise alimentar e nutricional, nos estudos de saúde animal e em muitos tipos de estudos fisiológicos exploratórios.[27]

ANÁLISE DA METABOLÓMICA

A metabolómica oferece uma plataforma para a análise comparativa de metabolitos que reflectem os processos dinâmicos subjacentes à homeostase celular. Os recentes avanços nas tecnologias analíticas prepararam o terreno para que a caraterização de metabolitos nos ajude a compreender processos moleculares complexos e a fisiologia.

Existem numerosas plataformas analíticas que têm sido utilizadas para aplicações metabolómicas, como a RMN, a espetroscopia de infravermelhos com transformada de Fourier (FT-IR) e a MS acoplada a técnicas de separação, incluindo RMN, GC-MS, LC-MS, FT-MS e UPLC-MS.

A identificação dos metabolitos é uma etapa fundamental do estudo metabolómico. A análise do metaboloma pode ser efectuada numa variedade de fluidos biológicos e tipos de tecidos e pode utilizar várias plataformas tecnológicas diferentes

Atualmente, estão a surgir duas técnicas principais:

Ressonância magnética nuclear (RMN)

Espectroscopia e espetrometria de massa (MS).[28]

A RMN tem muitas vantagens, mas a sensibilidade da RMN é relativamente fraca em comparação com os métodos de MS, e as concentrações de potenciais biomarcadores podem estar abaixo do limite de deteção. A GC-MS requer a derivatização da amostra para criar compostos voláteis. Os compostos não voláteis que não se derivam e os compostos grandes ou termo-lábeis não serão observados na análise GC-MS.

A recente introdução da UPLC, que utiliza partículas porosas com diâmetros internos inferiores a 2μm, em combinação com a MS, resulta numa maior capacidade de pico, numa melhor resolução e numa maior sensibilidade em comparação com as colunas convencionais de HPLC, tornando-a assim ainda mais adequada para uma abordagem metabolómica. As técnicas de análise múltipla podem ultrapassar parcialmente as deficiências das técnicas de análise única.

As técnicas de análise hifenizada são muito adequadas para a análise de amostras metabolómicas, especialmente através da tecnologia de separação em fase reversa, uma vez que a amostra pode ser injectada diretamente na coluna sem necessidade de qualquer pré-tratamento, e a proteína plasmática pode também ser simplesmente removida para análise

Metabolómica baseada na RMN

Sendo uma das técnicas analíticas espectroscópicas mais comuns, a RMN pode identificar e quantificar simultaneamente uma vasta gama de compostos orgânicos na gama micro-molar. A RMN foi introduzida no domínio emergente da metabolómica, onde pode fornecer informações imparciais sobre os perfis dos metabolitos. A metabolómica baseada na RMN é capaz de fornecer uma "visão holística" dos metabolitos em determinadas condições, sendo assim adequada e vantajosa para estudos metabolómicos. A RMN é simples, amplamente automatizada e não destrutiva, pelo que as amostras podem continuar a ser analisadas. Tem sido amplamente utilizada para a identificação e caraterização de metabolitos e para a análise do fluxo metabólico

Convencionalmente, no domínio da metabolómica de biofluidos, a RMN tem sido a técnica de eleição, devido à sua capacidade de medir biomateriais intactos de forma não destrutiva, bem como à rica informação estrutural que pode ser obtida.

Recentemente, tem havido um grande interesse na utilização de técnicas de RMN de alto rendimento para a deteção de biomarcadores. Do ponto de vista da descoberta de medicamentos, cada um destes metabolitos pode desempenhar uma série de funções úteis: biomarcador de doenças, marcador substituto da administração de medicamentos, marcador substituto da eficácia dos medicamentos, etc.

ESPECTROMETRIA DE MASSA

A MS está a ganhar cada vez mais interesse na metabolómica de elevado rendimento, frequentemente associada a outras técnicas, como as técnicas de cromatografia-MS.

Os recentes avanços na metabolómica baseada em MS criaram o potencial para medir os níveis de centenas de metabolitos que são os produtos finais dos processos de regulação celular. Devido à sua elevada sensibilidade e à vasta gama de metabolitos abrangidos, a MS tornou-se a técnica de eleição em muitos estudos metabolómicos. A sua utilidade deriva da sua vasta gama dinâmica, da análise quantitativa reprodutível e da capacidade de analisar biofluidos com extrema complexidade molecular

Os objectivos do desenvolvimento da MS para metabolómica vão desde a compreensão da caraterização estrutural de metabolitos importantes até à descoberta de biomarcadores. A MS pode ser utilizada para analisar amostras biológicas por injeção direta ou após separação cromatográfica[29]

Duas abordagens comummente utilizadas para a análise por EM são a monitorização de reacções múltiplas (MRM) e a EM de alta resolução (HRMS). As experiências MRM são normalmente realizadas num espetrómetro de massa de quadrupolo triplo

	Pros	Cons	Special applications[a]
LC-MS	• Broad metabolite coverage • Simple sample preparation • High sensitivity • Superior flexibility in compound separation and detection (i.e., options of LC column, mobile phase, or MS method settings) • Various open-source software assisting data analysis	• Cross-platform variation or batch effects that hinders standardization • Not quantitative • Destructive • Inability to measure organic compounds that do not form molecular ion adducts (i.e., hydrocarbons)	Comprehensive (broad-coverage) metabolomics analysis
GC-MS	• Broad metabolite coverage • Analysis of gases or naturally volatile compounds • High sensitivity • Various open-source software assisting data analysis	• Variations due to instrument type or conditions • Not quantitative • Destructive • Not suitable for nonvolatile or thermally fragile molecules • Complications from multiple derivatization products from a single metabolite	Petrochemical analysis
NMR	• Real-time reaction monitoring at controlled temperatures • Real-time *in vivo* measurements • Deeper structural information • Noninvasive	• Low sensitivity • Less metabolite coverage per run • Less automated spectral processing • High cost of equipment and maintenance	• *De novo* compound structure elucidation • Kinetics analysis of chemical reactions • Real-time *in vivo* metabolic studies using stable isotope tracing • Real-time imaging of live cells or animals

[30]

A metabolómica salivar, uma das técnicas "ómicas", abre um "novo mundo" para compreender muitos processos fisiológicos e fisiopatológicos neste órgão único do corpo humano, a cavidade oral. O metaboloma salivar é considerado como um ativo crítico na elucidação de vias que identificam vários distúrbios locais e sistemáticos, e pode ser utilizado como um mediador chave na conceção e modificação do tratamento, bem como nos resultados do tratamento. A conhecida correlação positiva entre os níveis de metabolitos salivares e plasmáticos (por exemplo, glucose, lactato e piruvato), bem como o facto de as alterações proteómicas e metabolómicas observadas na saliva seguirem um padrão semelhante às alterações observadas no sangue, reforçam a utilização da saliva como um biofluido de diagnóstico informativo.

A maior parte da investigação metabolómica salivar em indivíduos saudáveis centra-se na identificação de metabolitos específicos ou espécies metabólicas. Este tipo de investigação é caracterizado como investigação *metabolómica salivar orientada*

Todos os estudos de investigação metabolómica salivar (orientados ou não orientados) de amostras humanas saudáveis centram-se em múltiplos factores que tendem a modificar a concentração do metaboloma da saliva saudável.

Os principais factores que afectam o metaboloma da saliva humana saudável são:

O método de recolha, em que a saliva estimulada apresenta uma diminuição das concentrações de metabolitos em comparação com amostras de secreção de saliva da boca inteira não estimuladas

O tipo de glândula *de onde a saliva é segregada,* uma vez que a saliva da glândula submandibular é mais viscosa do que a saliva serosa da glândula parótida

O género, em que o acetato, o formiato, a glicina, o lactato, o metanol, o propionato, o propilenoglicol, o piruvato e a taurina apresentaram concentrações significativamente mais elevadas nas amostras de saliva dos homens do que nas das mulheres

O estatuto de fumador, que leva a uma regulação positiva e/ou negativa das concentrações metabólicas

O ciclo diurno (ciclo circadiano), em que metabolitos salivares específicos - principalmente aminoácidos - mostraram uma clara variação diurna na sua concentração

As condições de jejum (dieta), em que um período de tempo mais longo entre a última dieta e a recolha de amostras afectou o perfil metabolómico salivar e

Microflora da cavidade oral, mas mais precisamente *as interações hospedeiro-microbioma.*

As duas tecnologias de medição de metabolitos mais conhecidas são a espetroscopia de ressonância magnética nuclear (HNMR) e a espetrometria de massa (MS)

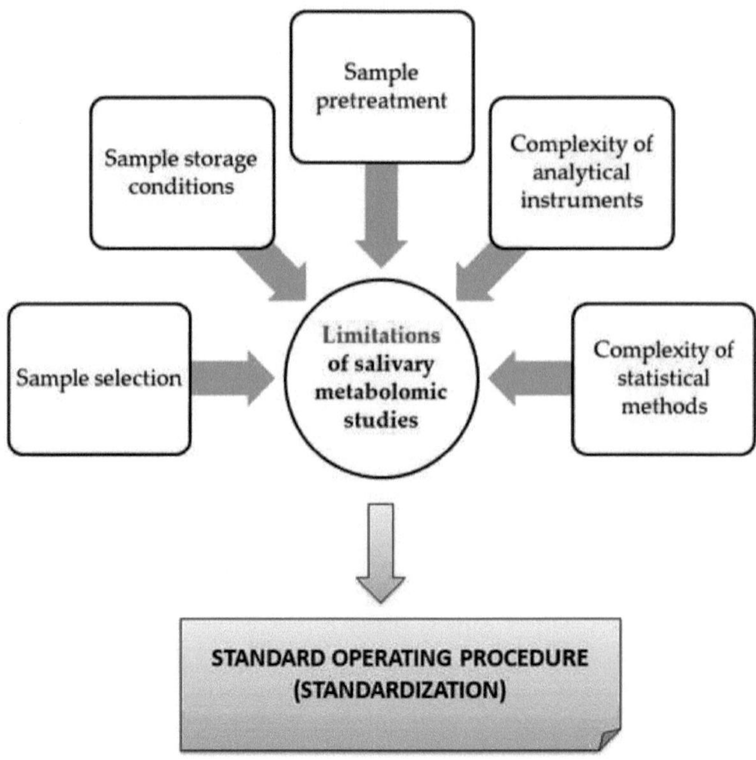

Centrando-se na patologia oral e na sua associação com a metabolómica salivar, foram envidados esforços nos domínios do cancro oral e das doenças periodontais.[31]

A saliva é derivada do sangue e reflecte o estado fisiológico do corpo. Muitas doenças sistémicas, medicamentos e hormonas, incluindo a insulina, a melatonina, os estrogénios e os androgénios, modulam a função das glândulas salivares. Os metabolitos salivares têm sido estudados no diagnóstico precoce de cancros, mas também em doenças neurodegenerativas.

As etapas mais críticas nas experiências metabólicas salivares são a recolha e a preparação da amostra antes da análise metabólica. A recolha de saliva é uma questão importante, uma vez que têm sido utilizados diferentes tipos de saliva na análise metabólica, sendo a saliva inteira (WS) a mais utilizada. A recolha de saliva é indolor, barata e fácil, sem risco de infeção.

O perfil metabólico pode ser efectuado através de uma análise orientada ou não orientada. A análise não direcionada tenta analisar toda a "impressão digital" salivar e pode produzir informações não consideradas inicialmente como um resultado do teste. A análise orientada centra-se num determinado subconjunto de metabolitos. Esta abordagem pode conduzir a uma maior precisão, mas o subconjunto de metabolitos deve ser selecionado cuidadosamente. Recentemente, os algoritmos de aprendizagem automática tornaram-se mais comuns, incluindo um modelo de regressão logística múltipla (MLR) e um método de aprendizagem automática baseado numa árvore de decisão alternativa (ADTree).[32]

METABOLÓMICA EM PERIODONTOLOGIA

Uma abordagem multifacetada, em vez de simplificada, esteve sempre na vanguarda do diagnóstico periodontal. Com a evolução da forma como a medicina de diagnóstico é aplicada e executada, a capacidade de antecipar com precisão a probabilidade de disbiose num paciente tornou-se a necessidade do momento. Para uma doença de origem infecciosa como a periodontite, o plano de tratamento deve ser capaz de prevenir e superar uma recorrência para manter os resultados do tratamento a longo prazo.

Embora a periodontite seja uma das doenças de natureza infecciosa mais comuns, afectando aproximadamente 10% da população em todo o mundo, o diagnóstico conclusivo é geralmente efectuado com algum atraso quando os sinais de rutura dos tecidos são clinicamente aparentes. Por conseguinte, é necessário desenvolver uma tecnologia de diagnóstico que permita aos clínicos diagnosticar a periodontite muito mais cedo do que é possível *através dos* métodos de diagnóstico tradicionais.

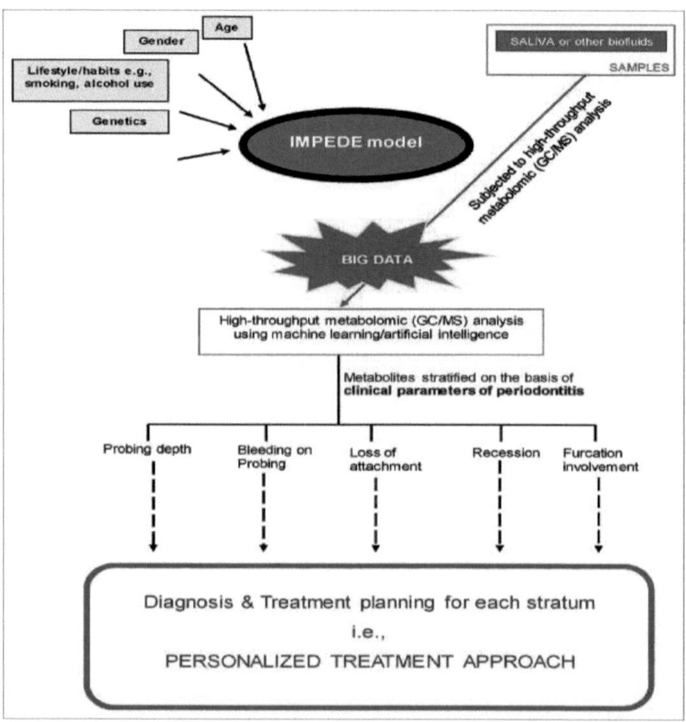

Com evidências substanciais sobre o papel que a análise metabolómica tem a desempenhar na disbiose e subsequente destruição relacionada com a periodontite, o paradigma muda de uma abordagem generalizada para uma abordagem personalizada no tratamento das condições periodontais.[33]

O perfil metabólico da saliva foi realizado através de cromatografia gasosa acoplada a tempo de voo MS, seguido de análise de regressão multivariada com projecções ortogonais para estruturas latentes (OPLS). Com base na importância da variável nos valores de projeção obtidos através de OPLS, foram identificados oito metabolitos como potenciais indicadores de inflamação periodontal, dos quais a combinação de cadaverina, 5-oxoprolina e histidina produziu uma precisão satisfatória para o diagnóstico de periodontite. Em particular, o envolvimento sugerido da 5-oxoprolina (ácido piroglutâmico) na doença periodontal é considerado interessante. O ácido piroglutâmico é um aminoácido no qual os grupos carboxilo e amino do ácido glutâmico sofrem uma reação de condensação intramolecular para formar uma lactama. O aumento da excreção de ácido piroglutâmico (5-oxoprolina) sugere uma anomalia na via metabólica envolvida na resposta ao stress oxidativo e na síntese do agente redutor intracelular, o glutatião.

Os metabolitos associados à doença periodontal foram sugeridos como estando relacionados com a destruição de tecidos, mecanismos de defesa do hospedeiro e metabolismo bacteriano, com o metabolito bacteriano, fenilacetato, a ser significativamente associado às variáveis da doença periodontal. Assim, espera-se que os metabolitos bacterianos, como o fenilacetato, estejam profundamente envolvidos na doença periodontal.

A análise económica identificou uma diminuição dos níveis salivares de Mn, Cu e Zn em pacientes periodontais. Os níveis de SOD estavam reduzidos na saliva e no soro no grupo periodontal. Níveis elevados de produtos da ciclo-oxigenase (COX) (PGE2, PGD2, PGF2α e TXB2) na saliva periodontal indicam uma resposta inflamatória melhorada. Um nível aumentado de produtos da lipoxigenase (LOX), o ácido 5-hidroxieicosatetraenóico (5-HETE). O marcador de stress oxidativo F_2 -isoprostano foi significativamente aumentado na saliva periodontal. A ciclo-oxigenase (COX) é uma molécula funcional que influencia a indução de respostas inflamatórias in vivo. As lipoxigenases (LOD) são de interesse em doenças inflamatórias, como a aterosclerose. Sabe-se agora que as moléculas alteradas pelo stress oxidativo se acumulam em várias doenças. Por exemplo, na diabetes mellitus, os açúcares oxidados ligam-se às proteínas, aumentando as proteínas glicadas anormais. Por conseguinte, espera-se que a investigação sobre os produtos da COX, o stress oxidativo dos produtos da LOX e o seu envolvimento na doença periodontal continuem a merecer atenção.

O FGC é o fluido proximal mais próximo do local da lesão e reflecte melhor a condição do tecido periodontal. O FGC contém muitas enzimas e proteínas relacionadas com o metabolismo do tecido periodontal e é considerado um indicador significativo da sua progressão. Embora o número de enzimas e proteínas no FGC seja mínimo, a MS pode ser utilizada para analisar estas quantidades vestigiais. Espera-se que o FGC contenha candidatos a marcadores de doenças periodontais que possam ser avaliados pela análise metabolómica. Assim, a metabolómica é considerada uma abordagem crucial para compreender o FGC. As áreas de pico da putrescina, lisina e fenilalanina foram significativamente mais elevadas no grupo de locais com bolsas profundas do que nos locais saudáveis e moderados. Além disso, a ribose, a taurina, o ácido 5-aminovalérico e a galactose eram significativamente mais elevados no grupo de locais com bolsas profundas do que nos locais saudáveis e moderados. O ácido lático, o ácido benzoico, a glicina, o ácido málico e o fosfato aumentaram gradualmente de locais saudáveis, com bolsas moderadas, para locais com bolsas profundas. O GCF detectou com êxito vários metabolitos utilizando GC-MS.

Centrando-se na saliva, Schulte et al. desenvolveram três abordagens LC-MS/MS complementares, nomeadamente a monitorização de reacções múltiplas (MRM) LC-MS/MS, a quantificação não orientada por aquisição independente de dados (DIA, SWATH) e a identificação e quantificação relativa de metabolitos desconhecidos relacionados com a infeção pelo VIH e a periodontite por aquisição dependente de dados

O perfil dos metabolitos salivares era rico em cadaverina, um metabolito conhecido por estar associado à periodontite. Sabe-se que os gases odoríferos na halitose são gases amina voláteis (compostos de azoto voláteis) causados pela cadaverina e pela putrescina. Por conseguinte, tem um efeito significativo sobre a halitose na doença periodontal. Espera-se que uma análise mais aprofundada esclareça os mecanismos da doença periodontal e da infeção pelo VIH.

Podem ser desenvolvidos novos tratamentos através da elucidação da função das proteínas que servem de marcadores de diagnóstico da inflamação dos tecidos periodontais para controlar as bactérias periodontopatogénicas, que podem contribuir para a doença periodontal. O estudo de biomarcadores de metabolitos periodontais envolve vários desafios. Por conseguinte, ao iniciar a investigação sobre biomarcadores de metabolitos, é essencial examinar a forma como as amostras devem ser recolhidas e analisadas e qual o método de avaliação a utilizar. Estas questões devem ser abordadas à medida que a utilização da metabolómica aumenta na periodontologia e noutros campos de investigação.[34]

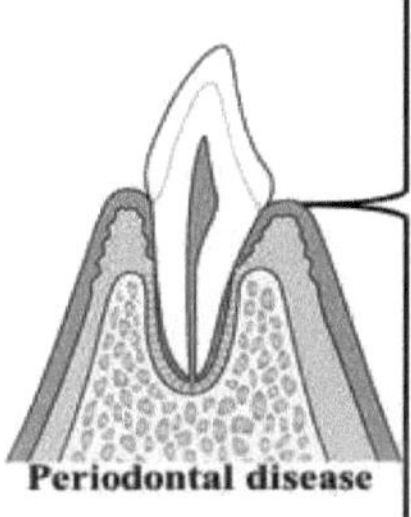

Cadaverine ↑, 5-oxoproline ↑, histidine ↑ ; GC-MS [108]

Phenylacetate ↑ ; LC-MS/MS [109]

PGE2 ↑, PGD2 ↑, PGF2α ↑, TXB2 ↑, PGI2 ↓, 5-HETE ↑, 13-HODE ↓, 9-HODE ↓, F2-isoprostane ↑ ; ICP–MS system, GC-MS, LC-MS [110]

Putrescine ↑, lysine ↑, phenylalanine ↑, ribose ↑, taurine ↑, 5-aminovaleric acid ↑, galactose ↑, lactic acid ↑, benzoic acid ↑, glycine ↑, malic acid ↑, and phosphate ↑ ; GC-MS [115]

Gingival metabolome and arginine metabolism of mice with high-fat diet (HFD)-induced obesity ↑ ; Nontargeted/targeted LC-MS [120]

Cadaverine ↑; Targeted multiple reaction monitoring (MRM) LC-MS/MS [121]

Phosphatidylcholines ↑, plasmenyl phosphatidylcholines ↑, ceramides containing non-OH fatty acids ↑, and host proteins related to actin filament rearrangement ↑ ; GC-MS, LC-MS/MS [123]

OUTROS OMICS

SALIVAÓMICA

O termo "salivómica" foi cunhado em 2008 por Ai J, Smith B, Wong DT, J AM Dent Assoc para refletir o conhecimento sobre os vários constituintes "ómicos" da saliva, incluindo o genoma, epigenoma, transcriptoma, proteoma, metaboloma e microbioma. A fisiologia dos tecidos periodontais e as doenças periodontais são muito complexas e têm constituído desafios ao longo do caminho para alcançar o objetivo de diagnóstico salivar na cadeira para tratamento individualizado e manutenção da saúde periodontal.[35]

Existem cinco alfabetos de diagnóstico principais disponíveis na saliva, nomeadamente, proteínas, RNAs mensageiros, micro-RNAs (mi-RNAs), compostos metabólicos e micróbios, que oferecem vantagens substanciais para o diagnóstico salivar porque o estado da doença pode estar associado a alterações detectáveis numa, mas não em todas, as dimensões. Recentemente, foi criada a Base de Conhecimento Salivómico (SKB), alinhando a descoberta de biomarcadores salivares. A SKB é constituída por um repositório de dados, um sistema de gestão e um recurso Web concebidos para apoiar a investigação em proteómica salivar humana, transcriptómica, miRNA, metabolómica e microbioma.

O diagnóstico salivar é um campo dinâmico que está a ser incorporado como parte do diagnóstico de doenças, da monitorização clínica e da tomada de decisões clínicas importantes para os cuidados dos doentes. Embora a descoberta de biomarcadores discriminatórios nos fluidos orais constitua um avanço quase incomparável na ciência clínica e translacional, é necessário continuar nesta área para credenciar a saliva como um meio de diagnóstico aceitável, um objetivo com potencial para provocar uma mudança de paradigma na disciplina do diagnóstico molecular.

A utilização da saliva para monitorizar o estado de saúde e de doença de um indivíduo é um objetivo altamente desejável para a promoção da saúde e para a investigação no domínio dos cuidados de saúde. No entanto, só recentemente se verificou uma apreciação crescente da saliva como um espelho do corpo que pode refletir praticamente todo o espetro do estado normal e do estado de doença, pelo que o interesse pelo diagnóstico da saliva está a evoluir.[36]

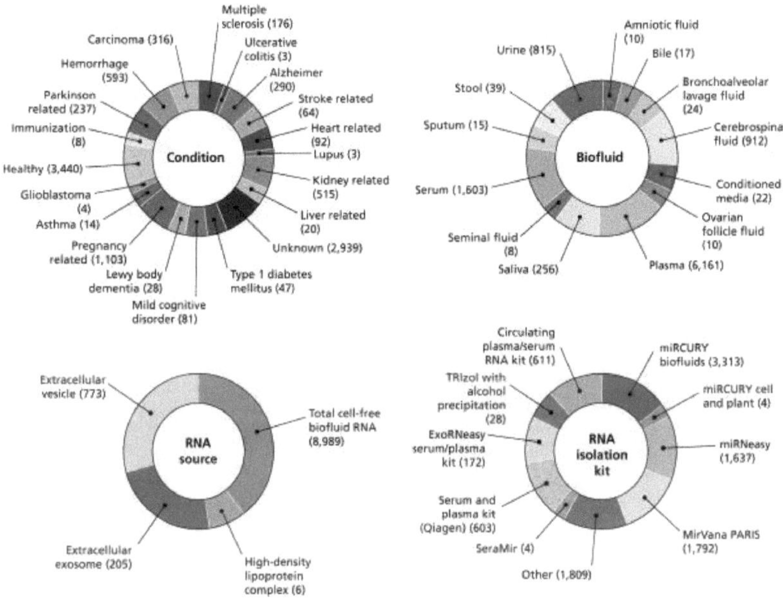

A exossómica da saliva é um subcampo emergente da investigação salivómica; o seu foco é a análise das cargas moleculares transportadas por pequenas estruturas extracelulares (30-100 nm de diâmetro) envolvidas em membranas, denominadas exossomas.

Com origem na via endossómica e segregados por quase todos os tipos de células, os exossomas deslocam-se através da vasculatura para locais distais, incluindo as glândulas salivares. Além disso, os exossomas encontram-se noutros fluidos corporais, como o sangue, a urina, o leite materno e os fluidos cerebrospinais. Os exossomas podem modular a sinalização intercelular e a homeostase celular através do transporte de cargas moleculares ricas em informação entre as células de origem e outros tecidos. Uma vez que constituem uma subpopulação específica do fluido salivar, são essencialmente fontes naturalmente enriquecidas de informação sobre biomarcadores, isentas de muitos dos outros contaminantes salivares acima referidos.

Além disso, a bicamada lipídica dos exossomas actua como uma barreira natural às proteases e ribonucleases que, de outra forma, degradariam o seu conteúdo. Isto torna os exossomas uma fonte atractiva de material para procedimentos de diagnóstico. Os exossomas têm um papel bem documentado na biologia do cancro.

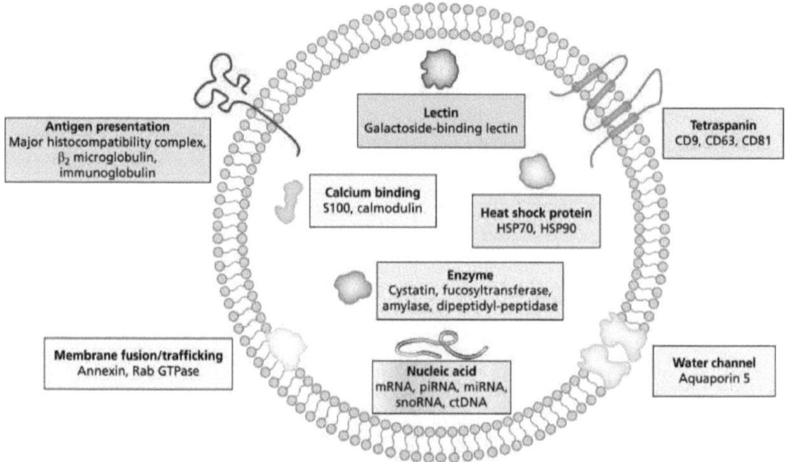

NUTRIGENÓMICA

A nutrigenómica é um ramo da ciência emergente que se centra na identificação e compreensão da interação a nível molecular entre nutrientes e outras bioactividades alimentares e o genoma

O objetivo da nutrigenómica é revelar a relação entre a nutrição e o genoma e fornecer a base científica para melhorar a saúde pública através de meios dietéticos. A nutrigenómica explora a forma como as interações entre os genes e os nutrientes ou os bioactivos alimentares têm impacto na saúde humana.

Em 1997, foi criada a primeira empresa de nutrigenómica.

Em 1999, o nome genómica nutricional foi proposto como genómica por Nancy Fogg-Johnson e Alex Merolli, o que permite descobrir os factores hereditários das doenças.

Sabe-se que os antioxidantes (vitamina A, C e E) e os oligoelementos, como o selénio, o zinco e o cobre, estão esgotados durante a inflamação e podem neutralizar as espécies reactivas de oxigénio que causam danos nos tecidos celulares e que afectam indiretamente a síntese de citocinas e prostaglandinas. Além disso, o selénio tem outras capacidades redox significativas, estando as proteínas glutatião dependentes do selénio envolvidas na redução de hidroperóxidos lipídicos e fosfolípidos prejudiciais a produtos inócuos.

A vitamina C é um eliminador de radicais livres. A vitamina E termina a reação em cadeia dos radicais livres e estabiliza a membrana. A vitamina E parece afetar a degradação do colagénio. Um baixo grau de nutriente E nos tecidos gengivais de doentes com periodontite foi explicado pelas gorduras insaturadas Ómega 3, por exemplo, PUFA n-3 (peixe liso), que aumentam os níveis teciduais de corrosivo eicosapentaenóico, corrosivo decosahexaenóico e reduzem a inflamação e impedem a perda óssea in vitro.

A investigação futura sobre nutrigenómica tem um bom potencial para gerar e fornecer conhecimentos sobre a resposta de um indivíduo à dieta e à nutrição. Com base na patologia da doença periodontal, parte-se do princípio de que determinados nutrientes que podem modular as respostas imunitárias e inflamatórias podem, por sua vez, modular a saúde periodontal.[38]

LIPIDÓMICA

A investigação lipidómica envolve a análise e a caraterização dos lípidos e da sua função em diferentes tipos de células, tecidos e biofluidos. Os lípidos são componentes celulares essenciais utilizados pelas células para armazenar e obter energia, para fins estruturais na formação de membranas celulares e como barreira de permeabilidade para células e organelos subcelulares. A identificação de biomarcadores lipidómicos ou de lípidos-chave em diferentes doenças pode ser utilizada para diagnosticar doenças e estados de doença e avaliar a resposta aos tratamentos

Os lípidos salivares são, na sua maioria, segregados pelas glândulas salivares principais, mas alguns lípidos, como o colesterol e alguns ácidos gordos, difundem-se diretamente do soro para a saliva

A utilização do malondialdeído (MDA) como biomarcador da peroxidação lipídica foi investigada em condições inflamatórias orais crónicas, como a periodontite. Foram observados níveis aumentados de MDA na saliva de pacientes com periodontite e que eram fumadores, em comparação com o grupo de controlo não fumador

Níveis mais elevados de glutationa peroxidase (GSHPx), uma enzima antioxidante, também foram observados em doentes com periodontite. Por conseguinte, o aumento dos níveis de GSHPx e MDA pode indicar um aumento da peroxidação lipídica em doentes com doença periodontal, que é ainda mais elevada pelo tabagismo. Utilizando uma abordagem lipidómica orientada, os níveis aumentados de isoprostanos salivares foram avaliados em associação com o estado da doença periodontal com e sem consumo adicional de cigarros. Os níveis de prostaglandinas salivares E2 (PGE2), D2 (PGD2) e F2α (PG F2α) têm sido utilizados com sucesso como biomarcadores para processos inflamatórios crónicos e para avaliar o grau de stress oxidativo causado pelo tabagismo e pela periodontite. Os resultados mostraram que houve uma alteração significativa da redox e do metabolismo dos ácidos gordos causada pela periodontite.

A periodontite parece causar alterações nos níveis salivares de colesterol total (CT), lipoproteínas de alta densidade (HDL), lipoproteínas de baixa densidade (LDL) e triglicéridos (TG). Assim, existe uma associação causal entre a periodontite crónica e os perfis lipídicos salivares. A concentração de LDL foi maior na saliva de pacientes com periodontite crónica, enquanto os níveis médios de HDL foram elevados nos pacientes saudáveis.

O aumento dos lípidos salivares na saliva de pacientes com periodontite crónica sugere uma associação entre hiperlipidemia e periodontite. As doenças cardiovasculares e a periodontite têm vários factores de risco em comum. Uma vez que a hiperlipidemia é um dos principais factores de risco para as doenças cardiovasculares, como a aterosclerose, as doenças isquémicas cardíacas e os acidentes vasculares cerebrais, é imperativo determinar as suas causas.

Os lípidos salivares estão entre os componentes celulares mais essenciais da saliva humana e desempenham um papel importante em muitos processos biológicos (por exemplo, armazenamento de energia, estrutura celular e sinalização celular). Embora a composição dos lípidos salivares se altere em vários estados patológicos e doenças, pouco se sabe sobre o papel e a composição dos lípidos salivares e sobre a sua interação com outros ingredientes importantes da saliva humana, incluindo proteínas, glicoproteínas e mucinas salivares. Foram desenvolvidos muitos métodos analíticos especializados e sensíveis envolvendo MS para identificar e monitorizar alterações nestes biomarcadores lipídicos. Estes métodos são muito promissores; no entanto, é necessário muito mais trabalho antes de se poderem tornar numa ferramenta eficaz de diagnóstico e de gestão de doenças.[39]

MICROBIOMIA

A microbiómica, a mais recente novidade na área da microbiologia, é a ciência que consiste em caraterizar e quantificar coletivamente as moléculas responsáveis pela estrutura, função e dinâmica de uma comunidade microbiana. Sendo um dos nichos mais ricos em micróbios do corpo humano6 , a cavidade oral é o ecossistema ideal para demonstrar as enormes capacidades da microbiómica.

A microbiómica tem a capacidade única de fornecer simultaneamente uma visão telescópica e panorâmica da dinâmica de toda uma comunidade e uma visão microscópica do comportamento de um único gene, proteína ou metabolito em grandes populações.

A atribuição de uma identidade taxonómica a uma espécie microbiana tem enormes implicações na identificação de isolados clínicos, na atribuição de perfis de virulência, na avaliação do potencial patogénico e na segurança do manuseamento, para citar apenas alguns exemplos.

Não só os comportamentos humanos, mas também as doenças e condições sistémicas podem alterar o microbioma oral. A modulação do microbioma oral tem efeitos benéficos em condições como a disbiose intestinal e a hiperglicemia. [40]

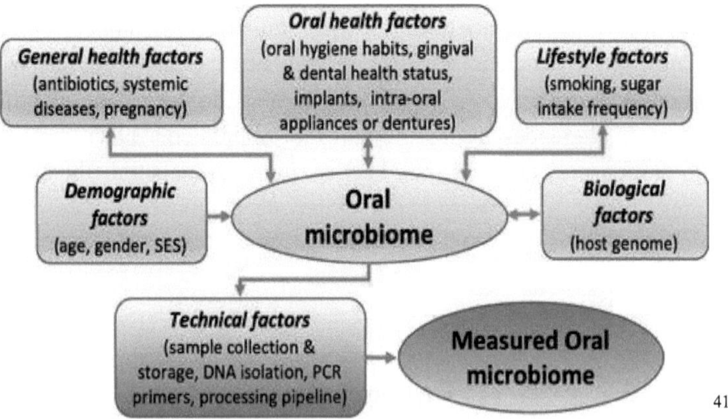

41

INFECTOGENÓMICA

O termo "Infectogenómica" foi introduzido para definir o efeito das variantes genéticas do hospedeiro (nomeadamente polimorfismos de nucleótido único, ou SNP) na influência da resposta a agentes infecciosos e, por conseguinte, no risco de desenvolver doenças. As doenças disbióticas, como a periodontite, também podem ser influenciadas pelo efeito das variantes genéticas do hospedeiro. As bactérias subgengivais específicas parecem ser afectadas por algumas variantes genéticas do hospedeiro, tal como demonstrado na análise de genes candidatos e em estudos de associação do genoma (GWAS). Um melhor conhecimento de quais as variantes genéticas do hospedeiro que predispõem à colonização microbiana abaixo da margem gengival e ao desenvolvimento da progressão da doença periodontal poderia potencialmente ajudar a compreender a patogénese da doença periodontal e ajudar na sua gestão. Por conseguinte, é importante avaliar sistematicamente estas potenciais associações.[42]

A Infectogenómica foi definida pela primeira vez por Kellam e Weiss (2006) como o estudo da interação entre as variações genéticas do hospedeiro e a colonização por micróbios patogénicos

O conceito de infectogenómica afirma que os defeitos genéticos nas vias de reconhecimento e de resposta do hospedeiro para identificar os agentes patogénicos microbianos predispõem a uma colonização microbiana alterada ou a um reconhecimento errado do microbiota normal, conduzindo à disbiose e ao aparecimento de doenças infecciosas.

No ambiente periodontal, os micróbios que causam a infeção têm de ter a capacidade de se fixar à superfície dos tecidos, de se multiplicar, de competir com outras espécies microbianas e de se defender contra as respostas do hospedeiro. Um dos principais sistemas de vigilância imunitária é o sistema do complemento, que liga as vertentes inata e adaptativa da resposta imunitária do hospedeiro

O reconhecimento de periodontopatógenos invadidos leva à ativação de mecanismos de regulação imunológica que são determinantes para o início e progressão da doença periodontal. Foi levantada a hipótese de que a alteração na constituição genética dos componentes do mecanismo de regulação imunitária pode alterar o ambiente subgengival para a proliferação de micróbios tanto no estado saudável como no estado doente do periodonto.

Foi formulada uma hipótese para explicar o papel da infectogenómica na relação peri-sistémica, principalmente na diabetes mellitus tipo 2, em associação com os polimorfismos do genótipo da IL-1, e sugeriu-se que a placa dentária continua a ser o principal fator que contribui para a periodontite progressiva com polimorfismos do gene da interleucina-1 periodontal e que as diferenças no microbiota oral parecem desempenhar apenas um papel secundário.

Os principais conjuntos de genes incluídos foram os seguintes para a periodontite crónica grave - membrana do retículo endoplasmático, citocromo P450, microssoma e redução da oxidação; para a periodontite crónica moderada - regulação da expressão génica, ligação ao ião zinco, via de sinalização BMP e ruffle; para a colonização por agentes patogénicos periodontais - sistema de relógio circadiano para o complexo vermelho, eventos de sinalização G alfa Z para o complexo laranja, reparação de incompatibilidades KEGG para *Aggregatibacter actinomycetemcomitans* e ligação a proteínas para *Porphyromonas gingivalis* [25]. Assim, foram destacados genes em loci previamente identificados e novos genes candidatos para explicar possíveis vias associadas à periodontite crónica.
Recentemente, a associação de todo o genoma da periodontite crónica é conduzida através da suplementação de dados clínicos com intermediários

biológicos da carga microbiana e da resposta inflamatória local com a formação de caraterísticas do complexo periodontal (PCTs).

Vários loci de risco identificados podem oferecer pistas promissoras para uma maior exploração e estudos mecanicistas que têm o potencial de desvendar vias e mecanismos que orientam a simbiose do hospedeiro com uma microflora saudável para um estado de disbiose que pode predispor para o estado de doença. Por conseguinte, a infectogenómica pode servir como um modelo útil para estudar a relação entre o genoma do hospedeiro e o desafio microbiano. É essencial continuar a explorar este conceito para identificar estados infecciosos, compreender a resposta do hospedeiro, prever os resultados da doença, monitorizar as respostas às terapias antimicrobianas e indicar novos tipos de tratamento promissores.[43]

EPIGENÓMICA

A epigenética é o estudo das alterações fenotípicas causadas por alterações na expressão dos genes, sem alterações na sequência do ADN. As alterações epigenéticas ocorrem principalmente como uma série de mecanismos moleculares que afectam a cromatina e o ADN. Três mecanismos representativos, a metilação do ADN, as modificações das histonas e o silenciamento de genes associados a ARN não codificantes, induzem e mantêm claramente as alterações epigenéticas. Estas alterações epigenéticas podem ocorrer naturalmente ou podem ser influenciadas por factores ambientais, estilo de vida individual e factores químicos e físicos. As alterações podem ser localizadas numa geração e transmitidas entre gerações.

Uma vez que a maioria das doenças periodontais são iniciadas pela infeção bacteriana e por processos inflamatórios, que estão associados a diferenças individuais e a factores de risco ambientais, os estudos epigenéticos podem ajudar a clarificar as patogenias

As variações no padrão de metilação do ADN entre os indivíduos saudáveis e com periodontite são maiores nos genes relacionados com o processo imunitário-inflamatório. A maioria dos estudos epigenéticos em periodontologia tem-se centrado na alteração da metilação do ADN de genes alvo. De um modo geral, os genes das citocinas pró-inflamatórias sobre-expressos no tecido gengival inflamado mostraram uma diminuição do nível de metilação do ADN.

Os RNAs longos não codificantes (lncRNAs) referem-se a uma grande classe de transcritos com mais de 200 nucleótidos que não codificam proteínas. Vários estudos relataram a expressão aberrante de lncRNAs, incluindo POIR, MALAT1, ANRIL, FGD5-AS1, NEAT1 e NKILA em pacientes com periodontite em comparação com indivíduos saudáveis. O lncRNA POIR na periodontite modula a diferenciação dos osteoblastos através do miR-182 e subsequente reativação do gene alvo, FoxO1. O lncRNA MALAT1 aumentou na periodontite crónica, modulando a expressão de citocinas pró-inflamatórias através do miR-20a e da via TLR.

Dado que as alterações epigenéticas estão relacionadas com o estilo de vida e os factores ambientais, pode haver uma relação entre a epigenética e as doenças não transmissíveis, e alguns estudos recentes realizados em seres humanos indicaram que várias doenças não transmissíveis têm associações a nível do epigenoma com a metilação do ADN.

epigenética, juntamente com factores de risco comuns, sugere que pode existir uma interação sistémica e oral. De acordo com as tendências globais de investigação, a realização de estudos mais abrangentes sobre os elementos funcionais e reguladores envolvidos nas condições de saúde periodontal e nas doenças sistémicas, em associação com o projeto ENCODE, ajudará a identificar novos mecanismos biológicos e, por conseguinte, a desenvolver biomarcadores de diagnóstico e estratégias terapêuticas para promover a saúde oral e a saúde geral, bem como a alargar o âmbito dos projectos de investigação em grande escala em curso.[44]

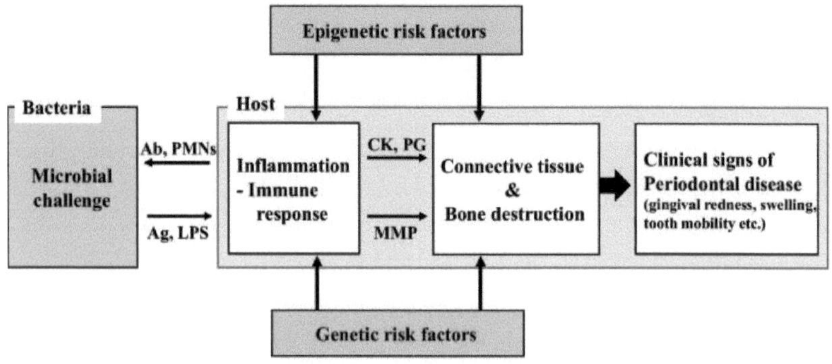

Disease phenotype = Genotype + Environmental factor + Biological interaction

IMPLANTOGENÓMICA

O espetro das necessidades dos pacientes para o tratamento com implantes dentários varia entre indivíduos saudáveis e indivíduos com doenças complexas e ossos maxilares comprometidos.

A "implantogenómica" é introduzida como um método para aumentar a sua longevidade e os resultados clínicos.

O objetivo final da medicina e da medicina dentária personalizadas é adaptar o tratamento direcionado à composição genética individual do doente e ter resultados preditivos. Esta abordagem irá transferir o tradicionalmente conhecido "tamanho único" para um modelo acionável, adaptando a terapia a indivíduos num grupo estratificado homogéneo.

Os principais factores que regulam os eventos biológicos da cicatrização de feridas endósseas são as células que dominam o local da osteotomia. As células povoam cada fase do processo de cicatrização e coordenam e comunicam entre si através da produção de uma miríade de moléculas de sinalização, incluindo citocinas, quimiocinas, factores de crescimento, proteínas da matriz extracelular, hormonas e iões, que orquestram o processo de cicatrização óssea na biointerface. A secreção das moléculas de sinalização é bem controlada pela ativação sequencial dos genes típicos correspondentes. De facto, os mecanismos celulares e moleculares subjacentes decisivos que regulam a cicatrização de feridas endósseas e a osteointegração ainda não foram totalmente compreendidos.

Os processos biológicos de osteointegração (processos inflamatórios-imuno-angio-neuro-osteogénicos) são dirigidos por vários genes expressos numa sequência ordenada. Estudos demonstraram que o perfil de expressão génica após a instalação do implante passou de genes com expressão aumentada durante os processos imuno-inflamatórios e de proliferação celular para genes com expressão aumentada a favor dos processos de angiogénese, osteogénese e neurogénese. Esta alternância de processos biológicos pode ser atribuída ao conceito de "equilíbrio de corpo estranho". Foi proposto que a osteointegração é o resultado de uma reação do sistema imunitário a um corpo estranho que, com o nível certo de intensidade, se equilibrará e permitirá o início da osteogénese na superfície do implante.

Outras redes de genes envolvidos no processo de osseointegração incluem os que controlam a ligação cruzada da matriz de colagénio do osso, genes relacionados com a matriz extracelular associados à cartilagem e genes do relógio relacionados com o sistema de ritmo circadiano periférico.

A integração de várias disciplinas, incluindo as ciências biológicas, as ciências dos materiais e as ferramentas computacionais num modelo acionável, pode estar na base da aplicação da terapia personalizada com implantes dentários no futuro.[45]

CONCLUSÃO

A base etiológica da maioria das doenças humanas pode ser definida em termos de interações gene-gene e gene-ambiente e alterou fundamentalmente a nossa perceção das doenças humanas. A capacidade prática de aplicação da informação genética aos paradigmas da doença transformou a abordagem do diagnóstico e do tratamento das doenças humanas. Atualmente, uma combinação sem precedentes de recursos académicos, industriais, financeiros e governamentais tem-se concentrado no estudo da base genética das doenças humanas. Consequentemente, o domínio da genética transformou a busca académica numa ciência vigorosa e aplicada, em que as questões e os princípios da genética médica se aplicam a todas as disciplinas dos cuidados de saúde.

Os avanços nas abordagens ómicas contribuíram grandemente para a nossa compreensão da composição da comunidade do biofilme microbiano oral e, mais recentemente, das actividades associadas. O microbioma oral altamente diversificado representa um dos microbiomas humanos mais estudados e é agora aceite como tendo um papel importante na saúde e na doença do hospedeiro.

A periodontite é uma doença inflamatória crónica e a sua natureza persistente pode também exercer um impacto sistémico significativo na saúde, constituindo um fator de risco para a aterosclerose, doença pulmonar obstrutiva crónica, diabetes, resultados adversos na gravidez e artrite reumatoide.

Assim, o desenvolvimento de novas estratégias terapêuticas para a inflamação crónica baseadas na regulação da resposta imunitária inata do hospedeiro é altamente desejável. O conhecimento das alterações das modificações das histonas, da metilação do ADN e da regulação dos microARNs permitirá uma melhor compreensão da base molecular de várias doenças inflamatórias crónicas.

O progresso nos estudos das alterações epigenéticas durante a resposta inflamatória abre oportunidades para o desenvolvimento de medicamentos eficazes para alvos específicos. A utilização da proteómica e da expressão genética fará avançar o diagnóstico e o tratamento das doenças periodontais.[35]

Espera-se que as biomoléculas associadas à inflamação, à resposta imunitária e à destruição dos tecidos na doença periodontal sejam biomarcadores valiosos para avaliar a atividade da doença periodontal e a resposta ao tratamento de diagnóstico.

Nos últimos anos, foi proposto que o FGC e a saliva também deveriam ser tidos em consideração nos "contextos mais amplos da saúde oral e sistémica". De facto, tem sido relatado que a saliva tem mostrado potencial para o desenvolvimento de ensaios de diagnóstico para várias patologias sistémicas.

Embora a investigação em ómica continue a avançar rapidamente, a integração da ómica translacional na prática dentária representa um desafio permanente. Evidentemente, dentro da comunidade dentária, alguns ainda estão a observar a onda da medicina de precisão à distância, enquanto outros estão preparados para a levar a novos horizontes.

As promessas feitas pelas ómicas para fazer avançar a medicina de precisão e os cuidados personalizados estão nas fases iniciais para validar o roteiro para uma integração elaborada na prática clínica. No entanto, ainda há certos aspectos que precisam de ser abordados em termos de aplicações em grande escala de tais técnicas complexas para compreender a osteoimunologia periodontal. Além disso, é essencial referir que, embora uma imagem ampla da associação da periodontite com a resposta imunitária tenha sido clarificada com a atual investigação em curso, pequenas partes do puzzle permanecem um mistério e requerem mais investigações.

REFERÊNCIAS

1. Horgan RP, Kenny LC. Tecnologias "ómicas": genómica, transcriptómica, proteómica e metabolómica. The Obstetrician & Gynaecologist. 2011 Jul;13(3):189-95.

2. INTRODUÇÃO ÀS "ÓMICAS"

3. Dai X, Shen L. Avanços e tendências no desenvolvimento da tecnologia ómica. Frontiers in Medicine. 2022 Jul 1;9:911861

4. Nuñez-Belmar J, Morales-Olavarria M, Vicencio E, Vernal R, Cárdenas JP, Cortez C. Contribuição das tecnologias ómicas no estudo de Porphyromonas gingivalis durante a patogénese da periodontite: A Minireview. Revista Internacional de Ciências Moleculares. 2022 Dec 30;24(1):620.

5. Shokeen, Bhumika; Dinis, Márcia Dalila Botelho; Haghighi, Farnoosh; Tran, Nini Chaichanasakul; Lux, Renate (2020). *Omics e interação interespécies. Periodontologia 2000,*

6. Subramanian I, Verma S, Kumar S, Jere A, Anamika K. Multi-omics data integration, interpretation, and its application. Bioinformática e conhecimentos de biologia. 2020 Jan;14:1177932219899051.

7. Grant MM. O que é que as tecnologias ómicas têm para oferecer à prática clínica periodontal no futuro? Journal of periodontal research. 2012 Feb;47(1):2-14.
8. Feres M, Retamal-Valdes B, Gonçalves C, Cristina Figueiredo L, Teles F. A terapia periodontal mudou com a tecnologia ómica? Periodontologia 2000. 2021 Feb;85(1):182-209

9. Divaris K. A era do genoma e a medicina dentária. Jornal de Investigação Dentária. 2019 Aug;98(9):949-55.

10. Morelli T, Agler CS, Divaris K. Genomics of periodontal disease and tooth morbidity (Genómica da doença periodontal e morbilidade dentária). Periodontologia 2000. 2020 Fev;82(1):143-56
.

11. Khodadadian A, Darzi S, Haghi-Daredeh S, Sadat Eshaghi F, Babakhanzadeh E, Mirabutalebi SH, Nazari M. Genómica e Transcriptómica: As poderosas tecnologias da medicina de precisão. Int J Gen Med. 2020 Set 17;13:627-640.

12. Lowe R, Shirley N, Bleackley M, Dolan S, Shafee T. Transcriptomics technologies. Biologia computacional PLoS. 2017 May 18;13(5):e1005457.

13. Ji-Hoi Moon, Dae-Hyun Roh, Kyu Hwan Kwack, Jae-Hyung Lee,Bacterial single-cell transcriptomics: Recent technical advances and future applications in dentistry,Japanese Dental Science Review,Volume 59,2023,Pages 253-262,ISSN 1882-7616,

14. Fábián TK, Fejerdy P, Csermely P. Salivary genomics, transcriptomics and proteomics: the emerging concept of the oral ecosystem and their use in the early diagnosis of cancer and other diseases. Current genomics. 2008 Mar 1;9(1):11-21.

15. Koneru S, Tanikonda R. Salivaomics - Um futuro promissor no diagnóstico precoce de doenças dentárias. Dent Res J (Isfahan). 2014 Jan;11(1):11-5. PMID: 24688554; PMCID: PMC3955304.

16. Ebersole JL, Kirakodu SS, Neumann E, Orraca L, Gonzalez Martinez J, Gonzalez OA. Microbioma oral e apoptose do tecido gengival e transcriptómica da autofagia. Fronteiras em Imunologia. 2020 Oct 19;11:585414.

17. Rajapriya P, Saravanan P, Burnice NK, Priyanka KC, Shalini S, Ramakrishnan R. Avanços recentes em proteómica salivar, genómica e transcriptómica: Uma ferramenta fiável no diagnóstico periodontal - Uma revisão. Anais da Universidade de Odontologia da Malásia. 2014 Dec 31;21(2):8-16.

18. Jeon YS, Cha JK, Choi SH, Lee JH, Lee JS. Perfis transcriptómicos e suas correlações em amostras de saliva e biópsia de tecido gengival de periodontite e pacientes saudáveis. J Periodontal Implant Sci. 2020 Oct;50(5):313-326 PMID: 33124209; PMCID: PMC7606893.

19. Cui, M., Cheng, C. & Zhang, L. High-throughput proteomics: a methodological mini-review. *Lab Invest* **102**, 1170-1181 (2022).

20. Bilal Aslam, Madiha Basit, Muhammad Atif Nisar, Mohsin Khurshid, Muhammad Hidayat Rasool, Proteómica: Technologies and Their Applications, *Journal of Chromatographic Science*, Volume 55, Número 2, 1 de fevereiro de 2017, Páginas 182-196

21. Rezende TM, Lima SM, Petriz BA, Silva ON, Freire MS, Franco OL. Proteômica odontológica: do desenvolvimento laboratorial à prática clínica. Journal of cellular physiology. 2013 Dec;228(12):2271-84.

22. Yoithapprabhunath TR, Nirmal RM, Santhadevy A, Anusushanth A, Charanya D, Rojiluke, Sri Chinthu KK, Yamunadevi A. Papel da proteómica nas condições fisiológicas e patológicas da medicina dentária: Overview. J Pharm Bioallied Sci. 2015 Aug;7(Suppl 2):S344-9. PMID: 26538875; PMCID: PMC4606617.

23. Khurshid Z, Zohaib S, Najeeb S, Zafar MS, Rehman R, Rehman IU. Avanços das ciências proteómicas em medicina dentária. Revista internacional de ciências moleculares. 2016 May 13;17(5):728.

24. Grover HS, Kapoor S, Saksena N. Proteómica periodontal: as maravilhas nunca cessam! Revista Internacional de Proteómica. 2013;2013.

25. Gupta A, Govila V, Saini A. Proteómica - a fronteira da investigação em periodontia. Jornal de biologia oral e investigação craniofacial. 2015 Jan 1;5(1):46-52.

26. Trifonova, O.P.; Maslov, D.L.; Balashova, E.E.; Lokhov, P.G. Estado atual e perspectivas futuras da metabolómica personalizada. *Metabolites* **2023**,

27. Wishart DS. Metabolomics for investigating physiological and pathophysiological processes. Revisões fisiológicas. 2019 Oct 1;99(4):1819-75.

28. Miggiels P, Wouters B, van Westen GJ, Dubbelman AC, Hankemeier T. Novel technologies for metabolomics: Mais por menos. TrAC Tendências em Química Analítica. 2019 Nov 1;120:115323.

29. Zhang A, Sun H, Wang P, Han Y, Wang X. Modern anal técnicas técnicas na análise metabolómica. Analyst. 2012;137(2):293-300.

30. Liu X, Locasale JW. Metabolómica: uma cartilha. Tendências em ciências bioquímicas. 2017 Abr 1;42(4):274-84.

31. Tzimas K, Pappa E. Perfil Metabolómico da Saliva na Investigação em Medicina Dentária: Uma Revisão Narrativa. Metabolitos. 2023 Mar 3;13(3):379.

32. Hyvärinen E, Savolainen M, Mikkonen JJ, Kullaa AM. Metabolómica salivar para diagnóstico e monitorização de doenças: Challenges and possibilities. Metabolitos. 2021 Aug 31;11(9):587.

33. Sengupta A, Uppoor A, Joshi MB. Metabolómica: Abrir caminho para a periodontia personalizada - Uma revisão da literatura. J Indian Soc Periodontol. 2022 Mar-Abr;26(2):98-103.

34. Tsuchida S, Nakayama T. Investigação metabolómica na doença periodontal por espetrometria de massa. Molecules. 2022 Apr 30;27(9):2864.

35. Shanmuga priya .N , V.Shankar Ram, Uma Sudhakar, "OMICS in Periodontics - A fad in the frontline ", IJDSIR- May - 2020, Vol. - 3, Issue -3, P. No. 49 - 59

36. Shah S. Salivaomics: O cenário atual. Jornal de patologia oral e maxilofacial: JOMFP. 2018 Sep;22(3):375.

37. Nonaka T, Wong DT. Diagnóstico da saliva: Salivaomics, saliva exosomics, and saliva liquid biopsy. O Jornal da Associação Dentária Americana. 2023 Aug 1;154(8):696-704.

38. MANOHARAN S, KAREEM N. Nutrigenómica em Periodontia - Uma Revisão. Revista Internacional de Investigação Farmacêutica. 2020 Jan 1;12(1).

39. Agatonovic-Kustrin S, Morton DW, Smirnov V, Petukhov A, Gegechkori V, Kuzina V, Gorpinchenko N, Ramenskaya G. Analytical strategies in lipidomics for discovery of functional biomarkers from human saliva. Marcadores de doença. 4 de dezembro de 2019; 2019.

40. Kumar PS. Microbiómica: Estávamos todos errados antes? Periodontologia 2000. 2021 Feb;85(1):8-11.

41. Zaura E, Pappalardo VY, Buijs MJ, Volgenant CM, Brandt BW. Optimizing the quality of clinical studies on oral microbiome: a practical guide for planning, performing, and reporting. Periodontologia 2000. 2021 Feb;85(1):210-36.

42. Zoheir N, Kurushima Y, Lin GH, Nibali L. Infectogenómica periodontal: Uma atualização da revisão sistemática das associações entre as variantes genéticas do hospedeiro e a deteção

microbiana subgengival. Investigações clínicas orais. 2022 Mar;26(3):2209-21.

43. Kaur G, Grover V, Bhaskar N, Kaur RK, Jain A. Periodontal infectogenomics. Inflamação e regeneração. 2018 Dec;38(1):1-7.

44. Cho YD, Kim WJ, Ryoo HM, Kim HG, Kim KH, Ku Y, Seol YJ. Avanços actuais da epigenética em periodontologia a partir do projeto ENCODE: uma revisão e perspectivas futuras. Epigenética Clínica. 2021 Dez;13(1):1-4.

45. Refai AK. Implantogenómica: Conceptualizing Osseointegration Toward Personalized Dental Implant Therapy. Dentes humanos - da função à estética. 2022 Dez 23.

46. Qasim SS, Al-Otaibi D, Al-Jasser R, Gul SS, Zafar MS. Uma atualização baseada em provas sobre os mecanismos moleculares subjacentes às doenças periodontais. Revista internacional de ciências moleculares. 2020 maio 28;21(11):3829.

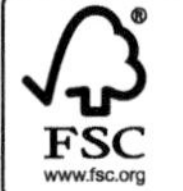

MIX
Papier aus verantwortungsvollen Quellen
Paper from responsible sources
FSC® C105338

Printed by Books on Demand GmbH, Norderstedt / Germany